AF610277

COLLECTION

DE

MÉMOIRES ORIGINAUX

LUS A L'ACADÉMIE DES SCIENCES,

SUR LA

STRUCTURE INTIME ET LES FONCTIONS

DES ORGANES ET DES TISSUS

PAR J. M. BOURGERY.

ANATOMIE MICROSCOPIQUE

DE LA RATE

DANS L'HOMME ET LES MAMMIFÈRES.

IMPRIMÉ CHEZ PAUL RENOUARD,
rue Garancière, n. 5.

ANATOMIE MICROSCOPIQUE
DE LA RATE

DANS L'HOMME ET LES MAMMIFÈRES,

PAR

J. M. BOURGERY.

LU A L'ACADÉMIE DES SCIENCES, LE LUNDI 6 *JUIN* 1842.

> Difficillimum aggredior laborem, et exitum vix promitto, qui lectori satisfaciat.
>
> HALLER. *Elem. phys.*, t. VIII, p. 1.

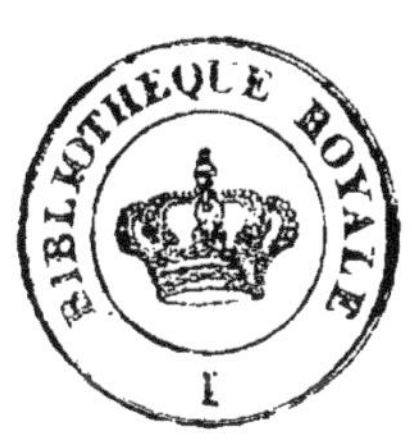

PARIS,

A LA LIBRAIRIE ANATOMIQUE,

RUE DE L'ÉCOLE-DE-MÉDECINE, N° 13,

EN FACE DE LA RUE HAUTEFEUILLE.

1843.

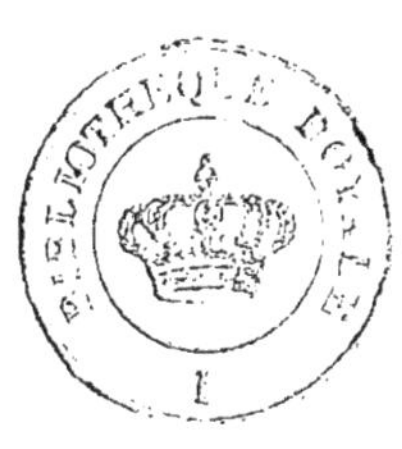

RECHERCHES MICROSCOPIQUES

SUR LA

STRUCTURE INTIME DES TISSUS.

Cette publication est le début d'une suite de mémoires originaux sur la structure intime des tissus dont je m'occupe depuis huit ans, et qui devront composer, par leur réunion, une anatomie de texture microscopique.

Si je ne me trompe, les travaux de ce genre, auxquels prennent part les savans les plus recommandables de l'Europe, sont d'une haute importance pour l'avenir de la science. Il est facile de prévoir que leurs conséquences futures, et même assez prochaines, devront être de révolutionner, par l'anatomie normale microscopique, la physiologie et l'anatomie pathologique, et, par celles-ci, tout le cercle de la médecine et de la thérapeutique; outre les nombreuses applications qui en feront nécessairement la base de toute la philosophie des sciences naturelles.

Le moment est venu d'entrer dans cette nouvelle série de recherches. Il y a six ans, ce ne fut qu'en hésitant que je me hasardai de faire connaître mes premières découvertes microscopiques à un public qui n'était pas encore assez familiarisé avec ce genre d'études pour lui accorder toute la confiance qu'il mérite. Mais aujourd'hui, grâce aux excellens travaux émanés de l'Académie des sciences de Paris et des universités d'Allemagne, en même temps que le nombre des micrographes s'est beaucoup accru, l'intelligence et le goût vif des études microscopiques se sont assez répandus pour espérer que les monographies de ce genre recevront l'accueil qui leur est dû.

Sans doute, il faut déplorer l'abandon dans lequel on a laissé, pendant un temps aussi long, une science qui aurait amené de belles et nombreuses découvertes, si l'on n'avait pas déserté la voie féconde tracée par les grands maîtres du XVIIe siècle. C'est à nos contemporains de réparer les suites funestes de l'aveuglement ou de la négligence des hommes de l'époque intermédiaire, en reprenant où ils l'ont laissée, puis en complétant, par de nouvelles recherches, à l'aide d'instrumens plus parfaits et de notions auxiliaires plus avancées, l'œuvre interrompue de Malpighi et de ses continuateurs.

Il y a pour nous toute une science nouvelle à constituer : j'y apporte le tribut de mes efforts.

PLANCHE 1.

ANATOMIE MICROSCOPIQUE DE LA RATE DE L'HOMME.

FIGURE 1.

GROSSISSEMENT DE 30 DIAMÈTRES (*en surface*, 900 *fois ; à trois dimensions*, 27,000 *fois*).

Champ du microscope, représentant les vésicules spléniques avec les cloisons ou les espaces inter-vésiculaires qui les séparent. Comme ce grossissement est, pour une même surface, deux fois et demie plus considérable en diamètre que celui employé pour la rate du veau (pl. 2, fig. 2), et que, pourtant, il y a trois fois plus de vésicules en vue, cette différence montre dans quel rapport la *vésicule splénique* de l'homme, avec les organules qu'elle renferme, est plus petite que la pareille vésicule dans la rate du veau.

Injection résineuse.

La surface uniforme montre partout les mêmes détails. Les vésicules, de grandeur inégale, sont séparées par les cloisons dans lesquelles sont logés les vaisseaux et les chapelets des glandules lymphatiques, réunies par leurs cordons de même substance. Chaque vésicule est subdivisée de nouveau en locules par les saillies en relief des vaisseaux de ses parois, artérioles et veinules, aux extrémités desquelles appendent en grappes, les corpuscules vasculaires flottans.

A, B, C, D, E, F, G, H. Cloisons inter-vésiculaires. A partir de ces points divers de la circonférence, on les suit tournant à l'entour des vésicules sur la figure. Partout on voit l'intrication des vaisseaux sanguins avec les glandes lymphatiques et leurs cordons de liaison. Au point D pénètre une artère et au point E une veine des cloisons. D'autres se présentent également sur divers points et montrent leurs orifices coupés plus ou moins obliquement, suivant le plan dans lequel elles sont dirigées. On suit également avec évidence leurs subdivisions en rameaux, tant dans les glandes lymphatiques que sur les parois des vésicules, où leurs saillies en forme de croissant ou de lames de faux, sous la membrane vésiculaire, partagent les grandes cavités en loges et en locules.

I. Grande vésicule, où le mode de subdivision de la cavité principale est le plus facile à comprendre. Au fond de deux loges se voient les orifices qui établissent la communication des vésicules entre elles. D'autres orifices semblables, plus ou moins vastes ou étroits, se voient sur le fond de plusieurs autres vésicules.

K. Orifice veineux d'absorption dans l'intérieur d'une vésicule. D'autres se présentent épars dans les vésicules voisines.

L. Exemple d'une artériole qui traverse la cavité d'une vésicule pour s'y répandre en grappes corpusculaires sur la paroi opposée.

M. Exemple de la saillie, sous la membrane vésiculaire, formée par deux glandes lymphatiques des cloisons, réunies par leurs cordons de liaison. Ce même fait se retrouve également partout.

N. Glande lymphatique d'une vésicule profonde, vue au travers d'un orifice de communication de la vésicule, située en premier plan. On voit à la surface de cette glande les vaisseaux lymphatiques qui proviennent de la membrane des parois.

O. Grande vésicule centrale dont les parois sont entièrement recouvertes de vaisseaux lymphatiques qui vont se jeter dans les glandes des parois. A la partie supérieure on voit aussi naître de ces glandes les rameaux lymphatiques qui accompagnent les vaisseaux pour gagner la scissure de la rate. Sur la paroi d'une vésicule plus profonde, vue au travers d'un orifice de celle de premier plan, se dessinent également les lymphatiques avec les corpuscules vasculaires flottans dont ils procèdent. Ces lymphaticules si nombreux dont nous avons laissé cette vésicule tapissée, comme un exemple de ce qui existe partout, sont figurés dans leur volume réel pour ce grossissement. Ils se sont présentés à nous par deux sortes d'injections : la gélatine et la résine de copal.

FIGURES 2 ET 3.

GROSSISSEMENT DE 125 DIAMÈTRES (*en surface*, 15,625 *fois ; à trois dimensions*, 1,953,125 *fois*).

FIGURE 2. *Capillaires sanguins et corpuscules, sans vaisseaux ni glandes lymphatiques.*

Portion de surface d'une locule vésiculaire de moins d'un millimètre d'étendue. Une artériole (a) et trois veinules (b) arrivent au contour sur le champ de la figure, recouvert en partie par les corpuscules clairsemés qui appendent en grappes, dans la cavité, aux extrémités des capillaires artériels et veineux. Les corpuscules vasculaires flottans s'y présentent sous deux aspects qui diffèrent suivant l'espèce d'injection. Dans les uns, le noyau corpusculaire se montre à nu (c, c) ; dans les autres, il est environné par ses aigrettes rayonnées (d, d). Le fond de la membrane vésiculaire, constitue le champ granulo-capillaire (e, e, e).

FIGURE 3. *Glandes et vaisseaux lymphatiques avec les corpuscules, mais sans capillaires sanguins.*

Portion de surface d'une locule vésiculaire d'un millimètre de largeur. Au contour se montre une petite cloison où se voient à nu des glandes lymphatiques (A, A), unies par un cordon de même substance et recouvertes de leurs vaisseaux soit afférens, soit efférens. Elles sont côtoyées par une artériole (a) et une veinule (b). Le bord coupé de la membrane vésiculaire (d, d) indique la séparation de la cloison avec la cavité. Au milieu, la vésicule est divisée par la saillie d'une veinule pariétale (c), qui supporte les grands rameaux lymphatiques du champ vésiculaire. Sous la membrane se dessinent, en relief, deux autres glandes lymphatiques (B, B) dont on voit les vaisseaux afférens et efférens. Toute la surface est recouverte par les réseaux de lymphaticules qui procèdent du champ granulo-capillaire ou de la membrane elle-même, et des corpuscules vasculaires flottans, en saillie dans la cavité comme pour la figure précédente. Les corpuscules d'où naissent 2, 3 ou 4 rameaux lymphatiques, sont représentés les uns nus (e, e), les autres revêtus de leurs aigrettes rayonnées (f, f).

PLANCHE 2.

ANATOMIE MICROSCOPIQUE DE LA RATE DU VEAU.

FIGURE 1.

GROSSISSEMENT DE 4 DIAMÈTRES (*en surface, 16 fois; à trois dimensions, 64 fois*).

Fragment de rate de veau où les branches terminales des vaisseaux sont mises à découvert au voisinage de la circonférence de l'organe.

Ce fragment montre la terminaison des artères et des veines spléniques en artérioles et en veinules des cloisons intervésiculaires.

Injection résineuse.

A. Branche artérielle splénique d'un volume très faible relativement à celui de la veine qu'elle accompagne, et vue en transparence au travers des parois de cette dernière dont elle suit les divisions principales.

B. Branche veineuse splénique, insufflée comme les vésicules. Dans la branche principale, avant sa bifurcation, la surface est lisse, et seulement percée par les orifices des veinules latérales et intervésiculaires. Après la bifurcation, les veines, devenues terminales ou périphériques, sont elles-mêmes divisées en vésicules par les saillies en relief des petits vaisseaux. De tous côtés, elles fournissent des veinules intervésiculaires ou s'ouvrent dans les vésicules voisines. A leur extrémité, les veines terminales s'abouchent dans les vésicules périphériques.

FIGURE 2.

GROSSISSEMENT DE 12 DIAMÈTRES.

Champ du microscope, représentant les vésicules spléniques, avec les cloisons ou les espaces intervésiculaires qui les séparent.

Injection aqueuse.

Le seul aspect de cette figure, à 12 diamètres de grossissement, témoigne de la simplicité relative de détails de la rate du veau comparée à celle de l'homme, puisque la vésicule B, par exemple, quoique si peu complexe, si elle était grossie de 12 à 30 diamètres, suffirait pour couvrir toute la surface de la fig. 1, de la rate humaine (pl. 1).

Le dessin montre trois vésicules principales : A, B, C, avec les cloisons qui les séparent et dans lesquelles sont renfermées des extrémités de vésicules. A la circonférence se montrent des segmens d'autres vésicules, D, E, F, G, etc., qui faisaient suite sur la surface du fragment dessiné de la rate. Les trois vésicules A, B, C, sont remarquables en ce qu'elles offrent des détails différens.

A. Vésicule à la surface de laquelle se voient les corpuscules vasculaires flottans qui appendent, en forme de grappes de raisin, aux extrémités des capillaires sanguins. Au-dessus, dans l'espace intervésiculaire, sont les troncs artériel et veineux d'où procèdent les rameaux vésiculaires.

B. Vésicule sous-divisée en trois loges par les saillies falciformes des vaisseaux qui la traversent.

Sur le champ de la membrane pariétale se dessinent les vaisseaux lymphatiques, qu'on y a figurés comme exemple de ce qui existe partout. Ces vaisseaux sont dessinés au double de leur volume réel pour ce grossissement.

C. Vésicule au fond de laquelle est un orifice qui établit sa communication avec une autre vésicule située derrière.

Dans les trois vésicules A, B, C, se voient en transparence, sous la membrane d'enveloppe, les reliefs des glandes des cloisons. On y distingue aussi les veines d'absoption avec leurs orifices vésiculaires : 2 dans la vésicule A; 1 dans la vésicule B; 2 au pourtour de l'orifice de la vésicule C.

Dans les cloisons où les espaces intervésiculaires I, K, L, M, se montrent partout à découvert, les vaisseaux, artères et veines, et les glandes lymphatiques ou extra-vésiculaires avec leurs cordons de liaison, soit en entier dans les profondeurs, soit coupés sur les plans de section.

FIGURE 3.

GROSSISSEMENT DE 20 DIAMÈTRES (*en surface, 400 fois; à trois dimensions, 8000 fois*).

Aspect extérieur de la rate à l'état de dessiccation et recouverte de sa membrane d'enveloppe.

Injection résineuse.

La distribution en vésicules est en partie masquée par l'interposition des glandes des cloisons situées en premier plan sous la membrane d'enveloppe. On y voit, d'un coup-d'œil, la disposition de ces glandes réunies en chapelets par leurs cordons, ainsi que le mode de distribution des vaisseaux.

A l'extrémité se montrent quelques rameaux lymphatiques.

RECHERCHES MICROSCOPIQUES

SUR LA

STRUCTURE INTIME ET LES FONCTIONS

DE LA RATE

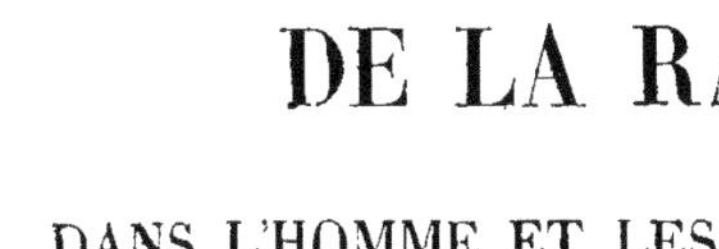

DANS L'HOMME ET LES MAMMIFÈRES.

Difficillimum aggredior laborem, et exitum vix promitto, qui lectori satisfaciat. HALLER. *Elem. phys.*, t. VIII, p. 1.

Qu'est-ce que la rate? Telle est la question, assez étrange, posée depuis trois mille ans dans la science, et dont, après trois mille ans, la science a, jusqu'à ce jour, vainement attendu la solution. N'a-t-on donc fait aucun effort pour résoudre ce problème, ou, si les recherches et les investigations des savans n'ont pas manqué, à quelles causes singulières faut-il donc attribuer la stérilité ou du moins l'insuccès de leurs efforts?

On a vu le foie remplissant l'hypochondre droit, pourvu d'un réservoir et d'un canal remplis d'un même liquide, la bile, et s'ouvrant dans l'intestin ; on en a conclu naturellement que la bile était sécrétée par le foie, et qu'elle était nécessaire à la digestion. La même observation appliquée au pancréas, également pourvu d'un canal s'abouchant dans l'intestin, a fait admettre, même avant de l'avoir prouvée, l'existence d'un fluide pancréatique, apparemment nécessaire à l'acte digestif. C'est ainsi que la fonction réelle de toutes les glandes pourvues de canaux, avec ou sans réservoirs, a pu être déterminée de bonne heure dans la science. Mais si les canaux excréteurs et leurs réservoirs n'avaient pas existé, on aurait ignoré complétement les fonctions des glandes, et jamais l'esprit, de lui-même, n'aurait deviné la nécessité d'un fluide biliaire ou pancréatique, mêlé au chyme, celle d'une dépuration urinaire, etc.

Cette absence d'une organisation en quelque sorte parlante par elle-même, est la cause de l'ignorance absolue, où l'on a été jusqu'à ce moment, des fonctions de la rate. Autant doit-on en dire de la glande thyroïde, des capsules surrénales, de la prostate, du thymus et même des glandes lymphatiques. Aussi est-il arrivé ce qui arrive toujours : où l'observation directe pose un fait, l'esprit, satisfait d'avoir où s'attacher, s'arrête à féconder ce fait, parfois même trop long-temps, comme pour le foie, au sujet de sa fonction connue, sans songer qu'il y en a peut-être plusieurs autres inconnues. Mais où manque immédiatement l'observation directe, l'esprit, irrité de l'obstacle et ne pouvant le renverser, le tourne et s'élance en dehors dans le vaste champ des hypothèses.

Aujourd'hui que, épuisé par des efforts sans résultats, on a renoncé à des suppositions vaines et insignifiantes, richesses factices qui ne font que farder une misère réelle, l'esprit humain, faisant le décompte de ses connaissances, a reporté en perte tout ce qui était gratuit et partant inutile. Force a donc été, jusqu'à plus ample examen, de reléguer les fonctions supposées de certains viscères au rang de ces actes mystérieux, vaguement pressentis par l'instinct scientifique, mais en fait, totalement ignorés dans leur nature, qui s'accomplissent silencieusement au sein des tissus.

Or, puisqu'il nous est interdit de prévoir, et que le seul succès que nous puissions obtenir dérive de l'observation, pour procéder logiquement, a-t-on fait, en ce qui concerne l'organisation anatomique, le seul point de départ légitime, toutes les recherches convenables pour éclairer le mystère physiologique? et en est-on arrivé à ce point que l'arrangement matériel étant connu dans toutes ses combinaisons, sans avoir fourni aucune lumière, l'esprit ne trouvant plus à s'exercer que sur lui-même en soit réduit à deviner? Je me hâte de le dire : la science n'est pas restée oisive. Le premier observateur qui se soit occupé de l'anatomie microscopique de la rate, en avait déjà porté très loin la connaissance positive. Mais ce beau travail, qui aurait dû porter des fruits, est demeuré stérile. Un autre anatomiste, trop confiant dans un moyen d'investigation dont il était l'inventeur, mais dont il n'a pas toujours su interpréter les résultats, a renversé inconsidérément l'édifice que le premier avait élevé avec tant de soins et de labeur. Les noms des hommes sont restés, mais les faits ont disparu de la science. C'est ce que démontrera la suite de ce mémoire. J'entre en matière.

Dans toutes les recherches sur l'anatomie de texture, la première condition est de déterminer, par une série d'essais, le mode de préparation le plus convenable pour l'espèce de tissu que l'on étudie. Ce travail préliminaire, qui consume parfois beaucoup de temps, est cependant indispensable, car sans une préparation particulière, et dont l'exécution dépend d'une foule de petites précautions, quant au choix des matières d'injection, à leur température et à la succession des manœuvres, il n'y a rien à voir dans l'anatomie de texture.

Ces observations préliminaires ont surtout rapport à la rate dont, en raison de sa structure cellulo-veineuse et du degré différent de résistance et de perméabilité des capillaires et des organules qui la composent, l'injection ne peut être obtenue que par les moyens les plus variés, et reste même encore très difficile à compléter.

J'ai fait, pendant deux mois, une série de recherches sur les matières les plus variées pour tâcher de déterminer quelles sont les meilleures formules d'injections microscopiques. J'ai injecté une douzaine de rates d'homme et une vingtaine de rates de divers animaux, veau, mouton, chien et chat, avec les matières les plus variées. J'ai dépecé en entier tous ces organes par petites pièces microscopiques, que j'ai toutes observées et comparées entre elles un grand nombre de fois, de manière à infirmer ou corroborer les résultats des unes par les autres, et à reconnaître l'espèce d'injection qui réussit le mieux pour chaque variété d'organule. De tous ces faits, je suis parvenu à déduire une théorie complète de texture. J'ai décalqué tous les traits à la chambre claire, et j'ai fait dessiner, sous mes yeux, les figures au microscope. Quand tout ce travail, qui m'était personnel, a été à-peu-près terminé, j'ai fouillé partout, dans les auteurs originaux, pour voir ce qu'ils avaient pensé de la texture de la rate et comparer leurs résultats entre eux et avec ceux que j'avais obtenus. Enfin, j'ai tâché, en m'aidant de tous les faits que l'on possède en physiologie et en pathologie, d'extraire, de la connaissance de la texture, quelques opinions motivées sur les fonctions encore ignorées de la rate dans l'organisme. C'est le résultat de toutes ces recherches que je présente aujourd'hui à l'Académie des sciences.

Ce mémoire se compose de trois parties qui reproduisent, dans leur ordre, les trois phases de mon travail : 1° Anatomie normale microscopique de la rate; 2° examen comparé des opinions des auteurs originaux sur la même question; 3° probabilités sur les fonctions de la rate.

PREMIÈRE PARTIE.

ANATOMIE NORMALE MICROSCOPIQUE DE LA RATE.

Si l'on injecte une rate en son entier, artères et veines, comme un viscère plein, le foie ou le rein, par exemple, et qu'on examine son tissu coupé par tranches minces, soit à l'œil nu, soit au microscope, avec une observation attentive, on s'aperçoit bien que toute la surface est couverte de petits îlots de la matière d'injection chassée par les veines, et que ces îlots sont séparés par des cercles membraneux ; mais c'est tout ce que l'on observe, et, quelque soin que l'on y mette, il n'y a rien à voir au-delà. D'un autre côté, en insufflant de l'air dans les vaisseaux, si l'air est chassé par les artères, la rate s'enfle lentement, mais seulement jusqu'à un certain degré, tandis que, si l'on opère par les veines, l'organe se gonfle aussitôt dans toute son étendue jusqu'à se rompre si l'on force l'insufflation. En coupant au travers d'une rate que l'on a fait sécher dans cet état, on voit tout d'abord que cet organe se compose entièrement de cellules ou vésicules irrégulières, séparées par des cloisons membraneuses. L'observation directe, d'accord avec le fait de l'introduction de l'air, montre que ces vésicules communiquent sans interruption les unes avec les autres dans toute l'étendue de l'organe. Ainsi donc, la rate est un organe celluleux ou vésiculaire : voici déjà un premier résultat obtenu.

En continuant d'observer la rate, uniquement insufflée, on voit que les vésicules, très distendues, envahissent presque toute la surface; les cloisons au contraire sont minces, très irrégulières et se continuent sans interruption d'une vésicule à l'autre. Dans leurs parois on reconnait des trajets de vaisseaux, les veines insufflées, que l'on voit s'ouvrir çà et là dans les cavités, par des orifices valvulaires. Quelle est maintenant la composition organique des vésicules et des cloisons? Comment se distribuent les vaisseaux? C'est à des injections variées que nous allons demander la solution de ces questions.

Une injection très fine, poussée par les artères, quand elle a bien réussi, fait apparaître, à l'intérieur des vésicules, une couche de petits corpuscules en saillie dans la cavité, au-devant d'une surface granulo-capillaire, et développe, dans l'épaisseur des cloisons, des glandes en grand nombre, d'un volume proportionnel considérable; en sorte que l'épaisseur des cloisons s'augmentant beaucoup aux dépens de la largeur des cavités, dans une rate rendue turgide à-la-fois par l'injection et l'insufflation, la surface de section se trouve presque également partagée par les vésicules et les cloisons, les unes et les autres couvertes de vaisseaux capillaires sanguins et lymphatiques. Quant à l'injection par les veines, nous savons déjà qu'elle masque tout en remplissant les cellules. On peut, à la vérité, les nettoyer, soit par des lavages, si l'injection est aqueuse, soit en faisant bouillir ou macérer les pièces dans l'alcool ou dans l'essence de térébenthine, si l'injection est formée de matières grasses ou résineuses : mais, disons-le, on n'obtient pas par ces moyens des surfaces assez nettes pour l'observation au microscope. Le mode d'injection qui m'a le mieux réussi consiste à emplir d'abord les artères, puis à chasser un peu d'injection par les veines et à insuffler immédiatement derrière pour distendre les vésicules.

Ainsi la rate, dans la disposition générale de sa texture microscopique, se partage en deux systèmes, les vésicules, et les espaces intervésiculaires, ou les cloisons, que nous verrons plus loin constituer deux sortes d'appareils. Les élémens anatomiques qui, par leur association, concourent à les former, sont au nombre de dix. Comme l'ordre dans lequel on peut les offrir est tout arbitraire, par anticipation, et en vue des appareils auxquels ils appartiennent plus particulièrement, je les ai rangés dans l'ordre suivant : 1° Les membranes vésiculaires; 2° les vaisseaux sanguins; 3° les corpuscules vasculaires flottans; 4° le champ granulo-capillaire; 5° le liquide splénique; 6° les glandes spléniques que nous verrons n'être que des glandes lymphatiques; 7° les vaisseaux lymphatiques, 8° les nerfs; 9° le tissu cellulaire; 10° la membrane d'enveloppe de la rate en son entier. Les cinq premiers élémens composent l'appareil vésiculaire. J'y ai fait entrer les vaisseaux sanguins, quoique communs à toute la texture, parce que c'est dans cet appareil qu'ils offrent leurs particularités les plus remarquables. Le 6e et le 7e élémens forment l'appareil glanduleux. Enfin j'ai relégué en dernier les nerfs, le tissu cellulaire et la membrane d'enveloppe qui appartiennent à l'ensemble de la rate. Examinons l'un après l'autre les deux systèmes organiques et chacun des élémens qui les composent, dans leurs formes, leurs dimensions et leurs rapports.

VÉSICULES SPLÉNIQUES.

(*Cellules de Malpighi.*)

J'ai dit que les vésicules sont réparties uniformément dans toute l'étendue de la rate. Si les parois intervésiculaires n'étaient formées que d'une simple membrane granulo-vasculaire, on pourrait, suivant une opinion qui se rapprocherait de celle de Malpighi, considérer uniquement la rate comme une agglomération de vésicules sécrétoires dont les cloisons ne formeraient que les enveloppes ou les parois de support des vaisseaux et le moyen commun de liaison en une masse. Mais le volume considérable et le nombre immense des glandes renfermées dans les cloisons rend la texture beaucoup plus complexe. Il est donc évident que la rate se compose de deux appareils sécrétoires, à-peu-près d'égale importance, un organe glanduleux et un organe vésiculaire, partout juxtaposés l'un à l'autre, élément à élément.

A. *Forme.* La forme fondamentale de la vésicule splénique est le sphéroïde ou l'ovoïde. Dans la rate, uniquement insufflée, cette forme s'altère par le retrait des cloisons qui est dû à la vacuité des vaisseaux et surtout des glandes qu'elles renferment. Il en résulte que la vésicule, élargie en différens sens sur ses parois, prend la forme d'un polyèdre irrégulier qui offre, sur le plan de section, depuis 4 jusqu'à 9 et 10 côtés, mais où prédominent le pentaèdre et l'hexaèdre irréguliers. Dans la rate bien injectée, au contraire, l'état de réplétion des vaisseaux et surtout des glandes accumulées aux angles de jonction, rend aux vésicules leur forme sphéroïde ou ovoïde. Or, il est très probable que c'est cette forme qui est la vraie, les liquides, pendant la vie, remplissant également les vésicules, les glandes et les vaisseaux.

B. *Volume.* Le volume absolu des vésicules varie beaucoup suivant le degré de réplétion des organes par les liquides ou les matières d'injection. Le volume relatif ne varie pas moins, tant dans la comparaison d'un animal à un autre, que dans celle des vésicules d'une même rate. En général, les vésicules m'ont paru absolument plus grandes et moins régulières dans les divers animaux que dans l'homme.

Chez le veau, on trouve, par l'insufflation simple, des vésicules qui ont jusqu'à 8 millimètres de diamètre. Dans l'état d'injection, les plus grandes n'excèdent pas 5 millimètres, les plus petites ont 2 millimètres. Le diamètre moyen, ou le plus ordinaire, est de 3 à 4 millimètres. Chez le chien et le mouton, les vésicules sont aussi très grandes, mais d'un volume plus régulier dans la rate du chien que dans celle du mouton. Chez l'homme, les vésicules sont plus petites et plus régulières. En général, leur diamètre moyen est de 1 à $\frac{3}{4}$ de millimètre, et les variations ne vont guère à plus de $\frac{1}{3}$ en sus de cette dimension pour les plus grandes, et $\frac{1}{3}$ en moins pour les plus petites. Nous verrons plus loin cette même régularité se reproduire dans les divers organules, comme si la rate humaine, comparée à celle des divers animaux, accusait une organisation plus délicate et plus finie.

C. *Divisions des vésicules.* Il est rare qu'une vésicule forme une cavité simple; les plus petites seules sont dans ce cas. La plupart des vésicules sont traversées sur leurs parois par des vaisseaux, des veines surtout, dont la saillie, revêtue par la membrane des parois, forme, à la manière de la veine et des artères ombilicales, sous le péritoine, des replis en lame de faux ou en croissant, suivant qu'elle parcourt seulement un tiers, une moitié ou tout le diamètre de la vésicule. Cette saillie partage la concavité générale de la paroi sur laquelle elle se dessine en deux enfoncemens. Chez le veau, quand les vésicules sont très grandes, on y trouve deux et même trois de ces cloisons incomplètes; mais, en outre, ces vaisseaux se bifurquent et donnent même parfois trois ou quatre embranchemens qui subdivisent la cavité principale en autant de loges ou cavités secondaires. Chez l'homme, la subdivision des vésicules est encore bien autrement complexe. Non-seulement une grande vésicule est divisée par trois ou quatre grandes saillies vasculaires dans le même plan, mais celles-ci sont subdivisées par des saillies secondaires, dans diverses directions, et ces dernières par d'autres encore plus petites. Le résultat de cette série décroissante de plis de revêtement, causés par les ramifications des vaisseaux, est de décomposer la vésicule en loges, puis en locules, également décroissantes, au fond desquelles se dessinent les reliefs des glandes et des corpuscules et les arborisations des capillaires, de manière à former une surface très inégale, mais aussi très pittoresque. C'est à cette même disposition qu'est dû le partage des extrémités des veines terminales en cellules ou vésicules, analogues pour la forme et l'aspect aux loges ou culs-de-sac du gros intestin, formés aussi par les saillies falciformes des vaisseaux revêtues par la membrane des parois. Enfin, comme je le dirai plus loin, il n'est pas rare que des artérioles traversent directement les vésicules pour se répandre sur leurs parois.

D. *Orifices.* Il en existe de deux sortes, les orifices de communication des cellules entre elles et les orifices d'abouchement des veines dans la cavité des vésicules.

Les *orifices intervésiculaires* sont plus ou moins irrégulièrement circulaires. Leurs bords sont minces et formés par un repli ou un adossement réfléchi de la membrane des parois. Leur diamètre est de la moitié au quart de celui des vésicules, 1 à 2 millimètres dans le veau et $\frac{1}{4}$ à $\frac{1}{5}$ de millimètre dans l'homme. Ces orifices sont disposés d'une manière très irrégulière, mais aucune vésicule n'en est dépourvue ; on en compte deux ou trois dans les plus grandes et un seul dans les plus petites. C'est à cette communication réciproque de toutes les vésicules qu'est due l'insufflation facile de la rate dans son entier, non-seulement par la veine principale ou une veine quelconque, mais aussi en piquant par un point arbitraire de la surface d'enveloppe, comme De la Sône et, après lui, Assolant l'ont pratiquée.

Les *orifices veineux* ne sont pas aussi nombreux que ceux des vésicules entre elles. On les trouve épars çà et là sur la surface. Parfois une vésicule en renferme deux ou trois sur une seule paroi, tandis qu'à côté l'on n'en trouve pas un seul dans une série de plusieurs vésicules. Ils s'ouvrent indifféremment ou sur le bord d'une vésicule, ou dans son milieu, ou sur une lèvre d'un orifice intervésiculaire, tantôt directement, par une bouche circulaire, mais le plus souvent obliquement, par une bouche ellipsoïde, garnie dans les deux cas d'un repli semi-lunaire falciforme qui me paraît fermer le retour de la veine dans la vésicule. Toutes ces veinules d'absorption et leurs orifices d'abouchement sont d'un calibre sensiblement uniforme, en plein champ de vésicules, ou hors du voisinage des grandes veines. Leur diamètre est de environ $\frac{1}{5}$ de millimètre dans le veau et $\frac{1}{12}$ dans l'homme, c'est-à-dire que ces veinules sont encore très fortes relativement à celles qui reviennent des glandules vésiculaires.

CLOISONS OU MIEUX ESPACES INTERVÉSICULAIRES.

Les espaces intervésiculaires sont formés par l'écartement des membranes d'enveloppe des vésicules, et renferment les vaisseaux et les glandes extravésiculaires. Leur volume, qui dépend du plus ou moins de réplétion de ces organes, fait antagonisme avec celui des vésicules, mais, en général, lui est inférieur et, en tâchant de l'évaluer approximativement sur toute la surface d'une rate dépourvue de son enveloppe, paraît être, avec les vésicules, dans le rapport, en volume, de deux à trois. La forme de ces espaces est partout la même, c'est-à-dire que, intermédiaires aux vésicules, ils sont resserrés entre leurs bords convexes adjacens et se dilatent en espaces triangulaires ou quadrilatères, dans les angles de jonction entre plusieurs vésicules. Tous ces espaces, avons-nous dit, sont occupés par les glandes spléniques et les vaisseaux. Dans les points où ces organes manquent, les membranes des deux côtés s'adossent.

A l'état frais il existe, entre les glandes et les vaisseaux, un tissu cellulaire de liaison ou rampent les capillaires sanguins et lymphatiques et les filamens nerveux; mais ce tissu disparaît complétement par la dessiccation.

ÉLÉMENS ANATOMIQUES DE L'APPAREIL VÉSICULAIRE.

1° *Membranes d'enveloppe des vésicules.*

Ce sont elles qui forment les enceintes des vésicules et dont les écartemens donnent lieu aux espaces intervésiculaires. Aucun lien autre que les vaisseaux, et peut-être aussi le tissu cellulaire, ne les unit au travers de ces espaces. Cependant elles se continuent sans interruption, les unes avec les autres, dans toute l'étendue de la rate, par le moyen des orifices intervésiculaires où nous avons dit que la membrane s'adosse circulairement à elle-même, comme, par exemple, la membrane muqueuse digestive aux orifices du pylore et de la valvule cœcale. En sorte qu'on peut considérer les membranes vésiculaires comme n'en formant qu'une seule, partout homogène, divisée en milliers de petites ampoules isolées par des étranglemens, qui constituent leurs orifices, et supportées par les ramifications des vaisseaux et les chapelets des glandes spléniques, ces derniers organules formant comme une sorte de charpente molle du viscère, avec l'auxiliaire des liquides qui contribuent, pour beaucoup, à en conserver les dimensions. On verra plus loin combien cet aperçu diffère de celui de tous les auteurs qui ont cru voir une charpente fibreuse dans la rate.

A un examen détaillé, la membrane vésiculaire m'a paru simple et sans être en droit de nier positivement qu'elle contienne des fibres musculaires sur les parois des vésicules, je ne sais du moins comment Malpighi, et d'après lui, Berger ont été induits, autrement que par hypothèse ou par une interprétation erronée de la nature des cordons glandulaires, à admettre l'existence de ces fibres qu'aucune observation ne m'a révélées sous le microscope. Au reste, la membrane vésiculaire offre une texture trop complexe pour qu'on puisse la considérer comme une simple dilatation ampulliforme de la tunique interne des veines; ou plutôt, l'identité de la membrane vésiculaire avec la tunique interne des veines existe bien en réalité, mais d'une manière absolument inverse de l'opinion établie par Malpighi, c'est-à-dire qu'au lieu que ce soient les vésicules qui offrent la structure des veines, ce sont les veines elles-mêmes qui se sont modifiées de la texture générale qu'elles offrent dans l'ensemble de l'appareil circulatoire, pour revêtir ici le caractère splénique, c'est-à-dire, la division de leur canal en cellules ou vésicules analogues à toutes les autres, comme nous le verrons plus loin. Enfin la membrane vésiculaire est proportionnellement très épaisse; sa surface est très inégale et, dans les injections heureuses, naturelles ou artificielles, sous un fort grossissement de 200 à 500 diamètres, elle donne l'aspect de myriades de granules et de pertuis microscopiques, placés sur un fond de capillicules d'une infinie petitesse.

2° *Vaisseaux sanguins.*

Chacun sait que l'artère splénique, dans l'homme et les mammifères qui s'en rapprochent le plus, quoique d'un volume considérable relativement à celui du viscère, offre cependant une capacité très inférieure à celle de la veine splénique et dans le rapport de 2 à 3. Cet excès de volume des veines sur les artères se remarque dans toute l'étendue de la rate. En mettant à découvert le trajet des vaisseaux sur une rate dont les veines principales et les vésicules sont insufflées, et dont les veinules seules et toutes les artères sont injectées, on voit, à l'œil nu, que les vaisseaux spléniques proprement dits forment trois à quatre divisions principales au-delà desquelles sont les artérioles et les veinules des espaces intervésiculaires qui exigent, pour être observés, le secours des verres grossissans. Je n'insisterai pas sur les détails bien connus de grosse anatomie concernant les divisions principales des troncs spléniques dans les divers animaux, avant ou après leur entrée dans la rate. J'arrive au mode de distribution intérieure.

Les troncs principaux cheminent directement jusqu'à la périphérie de la rate, en fournissant latéralement, sous des angles de 60 à 80 degrés, des branches qui se rendent, comme autant de rayons, aux divers points de la circonférence. Il n'y a, je l'ai dit, pas plus de 3 ou 4 divisions dichotomiques avant que les vaisseaux ne deviennent intervésiculaires, et encore ces derniers naissent-ils directement, chemin faisant, des parois des divisions secondaires. Les vaisseaux sanguins d'après leur volume, leur forme et leur mode de distribution, se divisent en trois ordres décroissans : les grands vaisseaux de parcours, ou les vaisseaux spléniques proprement dits; les vaisseaux intervésiculaires et les vaisseaux vésiculaires, les plus petits de tous.

1° *Divisions principales ou vaisseaux spléniques proprement dits.* (A) Les *artères* n'accompagnent positivement les veines que dans les trois premières divisions. Au-delà, les deux espèces de vaisseaux se rencontrent indifféremment, tantôt accolés dans un court trajet, tantôt cheminant isolément à distance, séparés par un ou plusieurs rangs de vésicules, mais dans une même direction, au travers des espaces intervésiculaires. Dans leurs connexions, les artères sont placées plus prés de la surface convexe de la rate ou de la périphérie; le tronc principal suit plus généralement le milieu de sa veine satellite; mais, dans les branches, l'artère s'offre également ou dans le milieu ou sur l'un des côtés.

B. Les *veines*, dans toute leur longueur, sont criblées de trous circulaires dont l'existence au moins, quoique sans examen plus détaillé, n'a échappé à aucun observateur, et reste aujourd'hui le seul fait universellement reconnu sur la texture de la rate. Tous les détails qui suivent sont donc le résultat de mes propres recherches. Les trous, d'une dimension considérable dans les grandes veines, sont les orifices des veines secondaires ou tertiaires qui en naissent. Ils sont plus étroits que la veine qui leur fait suite, et forment comme des collets d'étranglement ou de petits sphincters qui retardent l'afflux du sang des veines les plus petites dans les plus grandes. A partir des divisions tertiaires, les veines, devenues *terminales*, sont partagées transversalement, suivant la longueur de leur canal, en cellules ou vésicules, par des saillies courbes, en lames de faux ou en croissant, qui ne sont ici, comme partout, que des reliefs de vaisseaux intervésiculaires. Ces cellules veineuses, qui ne sont distinguées que par des étranglemens, ne font néanmoins que modifier l'aspect du canal veineux, qui reste bien distinct dans sa continuité. Ce canal est flexueux et se termine en s'ouvrant par des trous assez larges dans les vésicules périphériques, sous la membrane d'enveloppe. Partout les cellules veineuses sont criblées de trous plus petits qui pénètrent dans les cellules circonvoisines. Mais, en outre, les parois des cellules sont tapissées de grappes corpusculaires, et sous la membrane se distinguent les saillies des glandes des cloisons, en sorte que les cellules des veines terminales ne sont autre chose que de véritables *vésicules spléniques,* continues en un canal, et dans lesquelles s'ouvrent les autres vésicules et les veinules des espaces ou des cloisons. Enfin, la membrane des veines paraît simple, et, sauf l'épaisseur, plus grande dans les veines principales, elle est identique dans toute l'étendue de la rate; car, même dans les gros troncs veineux, en isolant cette membrane on y reconnaît, comme ailleurs, les grappes corpusculaires, les glandes des cloisons, et même les granules, les pertuis et les réseaux capillaires microscopiques qui existent partout à la surface des vésicules.

2° *Vaisseaux des espaces intervésiculaires.* A partir des branches, les rameaux artériels et veineux pénètrent, parfois réunis, mais le plus souvent isolément, dans les espaces intervésiculaires ou les cloisons. Les intervalles, entre les branches spléniques, étant, en général, de 8 à 10 vésicules avec leurs cloisons, les rameaux sanguins courent obliquement à la rencontre les uns des autres, dans ce champ, par le trajet le plus court, car ils sont presque rectilignes, entre leurs coudures, qui se font à angles très ouverts. Du reste, ces vaisseaux, artères et veines, ont un aspect noueux qui augmente à mesure qu'ils diminuent de diamètre. Leur volume décroît dans le veau de 1 millimètre à $\frac{1}{5}$ ou $\frac{1}{6}$ de millimètre; dans l'homme ils sont comme les vésicules, 3 à 4 fois plus petits que chez le veau, c'est-à-dire de 3 à $\frac{4}{10}$ de millimètre à $\frac{1}{20}$ de millimètre. Voici leur mode de distribution : deux vaisseaux, artère et veine, arrivent dans un espace triangulaire ou losangique, entre 3 ou 4 vésicules. De tous côtés, au-dessus, au-dessous, à droite, à gauche et devant, partent des rameaux plus petits qui vont circonscrire les parois des vésicules. Les plus considérables franchissent, en leur fournissant des rameaux, une ou deux vésicules dans l'intérieur desquelles ils font, comme je l'ai dit, des saillies falciformes ou en croissans, et vont se terminer en grappes corpusculaires sur une troisième ou une quatrième vésicule. Mais en outre, les vaisseaux des cloisons ne se distribuent pas seulement en rameaux vésiculaires; un grand nombre de rameaux courts, sans sortir des cloisons, se jettent dans les glandes qu'elles renferment. Ils y pénètrent ou en sortent brusquement et sans division, par la circonférence, par un mode d'émergence analogue à celui des vaisseaux caverneux du pénis. Souvent même des vaisseaux assez forts traversent l'épaisseur de ces glandes pour se distribuer plus loin. Cette disposition est surtout très apparente à la périphérie de la rate, où l'on voit les artérioles sortir sur le côté ou à travers l'épaisseur d'une glande, se distribuer à plat dessous ou dans l'épaisseur de la membrane d'enveloppe, à la surface des glandes voisines, et s'y replonger brusquement par un petit nombre de rameaux alternes et très courts, nés latéralement de la branche qui suit la longueur de la glande.

3° *Vaisseaux vésiculaires.* J'appelle ainsi les vaisseaux propres de la membrane vésiculaire qui se distribuent aux glandules et aux glanules intermédiaires, en formant un épais réseau capillaire d'une extrême ténuité.

Les artérioles, nées de celles des cloisons, se répandent à la surface interne des vésicules. Elles se distinguent, à l'état turgide, par des séries continues de renflemens et de rétrécissemens, qui leur donnent un aspect noueux très prononcé. A partir des vaisseaux contenus dans les replis falciformes, les capillaires se distribuent en deux séries, les uns pariétaux et les autres intravésiculaires. 1° Les capillaires *pariétaux* sont uniquement destinés à la membrane de la paroi. D'abord assez volumineux à leur origine, ils se divisent aussitôt en ramuscules très déliés de $\frac{1}{100}$ à $\frac{1}{300}$ de millimètre de diamètre, qui se distribuent aux granules et forment, avec ces dernières et les capillicules lymphatiques, le champ granulo-capillaire. Les vaisseaux *intravésiculaires* s'élancent des parois pour se projeter dans l'intérieur de la cavité où ils se distribuent aux corpuscules flottans par un ou deux petits rameaux qui en forment comme les pétioles, de manière à figurer, suivant l'image de Malpiphi, des grappes de raisin. De ces artérioles, les unes émergent en petits faisceaux rayonnés des bords des glandes lymphatiques des cloisons; les autres, d'un assez fort volume, traversent en parabole la cavité d'une vésicule, à la manière de ces vaisseaux dénudés que l'on rencontre dans les vastes foyers purulens. Parvenus sur la paroi opposée, ils s'y éparpillent en rameaux corpusculaires arborisés. Ces vaisseaux en raison de l'apparence, en patte d'oie, de leurs rameaux, m'ont paru encore environnés par un prolongement cylindrique très mince de la membrane vésiculaire. Ils se rencontrent plus communément chez l'homme où, pour le dire en passant, tous les détails de distribution des vaisseaux sont encore plus complexes que dans les animaux.

Les *veinules* affluent également dans les veines des cloisons et naissent des glandules et du champ granuleux, dans le réseau de capillicules qui leur est commun avec les artérioles. Je distingue ces veinules des veines d'absorption et de leurs orifices vésiculaires dont le diamètre est proportionnellement considérable. Ces veines se rendent, comme je l'ai dit, dans les veines des cloisons ou des replis falciformes où affluent également les veinules capillaires.

3° *Corpuscules vasculaires flottans.*

(Glandules de Malpighi.)

Je range ce système d'organules à la suite des vaisseaux, parce qu'ils me paraissent faire partie de l'appareil sanguin de la rate. J'avais d'abord emprunté à Malpighi la dénomination de *glandules*, appliquée à ces petits corps, et qu'ils me paraissent justifier par leur organisation; mais pour éviter le reproche d'employer une dénomination qui semble préjuger une fonction déterminée, et cédant à cet égard à l'observation qui m'en a été faite par M. Magendie, je me servirai du nom de *corpuscules vasculaires flottans* qui n'exprime que l'aspect physique sous lequel se présentent ces organules, sans renoncer pourtant à leur chercher ultérieurement une destination physiologique.

Dans une injection heureuse, les corpuscules vasculaires sont semés, en première couche, à la surface de la paroi vésiculaire, à des intervalles irréguliers qui équivalent à-peu-près à leurs diamètres. Ce sont ces intervalles, où se montre à découvert la membrane pariétale, que je nomme le *champ granulo-capillaire.*

Malpighi dit que les *glandules* sont ovales, et, du reste, n'entre dans aucun détail sur leur texture intime. Dans mes premières observations ces *glandules* m'avaient paru de forme très irrégulière, les unes sphéroïdales, d'autres ovalaires, d'autres lenticulaires, et je les croyais encastrées dans l'épaisseur de la membrane vésiculaire, en faisant saillie dans sa cavité. Mais par une longue suite d'observations, sur des pièces très variées, qui m'ont permis de les voir dans des conditions différentes de réplétion ou de vacuité, suivant les hasards d'injection, j'ai fini par reconnaître qu'elles se détachent entièrement de la surface de la membrane, et qu'elles sont portées à l'extrémité d'un étroit pédicule constitué par leurs capillaires sanguins et lymphatiques, de manière à figurer, chacune isolément, des fleurs sur leurs tiges, ou, par leur réunion en groupes aux extrémités des vaisseaux sanguins émanés de la surface, des *grappes de raisin,* suivant la comparaison pittoresque et si vraie de Malpighi.

Je m'étonne moi-même que la réalité de cette disposition ne m'ait pas frappé plus tôt. Ce qui m'est arrivé prouve à quel point il faut tenir compte de toutes les observations que l'on a pu faire, et combien peu servent les descriptions des auteurs quand elles ne sont pas accompagnées de bonnes figures qui en gravent le sens réel dans notre esprit. J'avais reconnu dès l'abord, il y a deux ans, l'aspect flottant des corpuscules, lors de mes premières études sur la rate, mais je crus que ces organules n'étaient que des champignons microscopiques développés par moisissure, et je n'y fis pas d'autre attention. L'an dernier j'avais lu, transcrit et traduit fidèlement Malpighi; mais telle était ma prévention que, quoique le texte de cet auteur et la comparaison qu'il emploie peignent avec netteté la suspension des *glandules* flottant dans l'intérieur de la cavité, sur une tige vasculaire, sans rapprocher cette image de celle que j'avais auparavant observée moi-même, je n'en conservai d'autre souvenir que celui d'un sens figuré se rapportant à un dessin en surface. Enfin, tels étaient pour moi l'inattendu et la singularité de cette disposition, fréquente dans l'organisation végétale, mais à laquelle je ne connais point encore d'analogue dans l'organisme animal que quand, par des observations réitérées, il a fallu me rendre à l'évidence des faits, je ne me suis plus souvenu que Malpighi les eût vus de même, et ce n'est qu'à une nouvelle lecture de son texte et de ma propre traduction que le sens positif et absolu de ses expressions m'est apparu.

Au reste, la forme réelle et l'organisation des corpuscules vasculaires flottans m'ont singulièrement préoccupé et me laissent encore quelques incertitudes. Les personnes qui ont l'habitude des observations microscopiques ont éprouvé, par expérience, dans quel embarras on se trouve souvent d'interpréter les apparences diverses sous lesquelles se présentent les organules, et l'impatience que vous fait éprouver l'impossibilité où l'on est de saisir et toucher ces corps pour les tourner et retourner en divers sens, comme on le fait, dans l'anatomie ordinaire, des organes visibles à l'œil nu. Ne pouvant les reconnaître que par la vue instrumentale, force est bien d'interpréter les faces d'un même objet par les positions différentes de plusieurs, et d'avoir recours à divers moyens de réplétion pour en varier la forme et le volume. Or, les corpuscules vésiculaires de la rate se sont présentés à moi sous trois aspects :

1° Quand leurs capillaires sanguins ont été injectés par une matière grasse ou avec la gomme arabique; ils m'ont paru globuleux ou lenticulaires, d'un aspect vermiculé dû à un épais réseau de petits vaisseaux sanguins développés dans leur intérieur et à leur surface, et du reste, accolés à la paroi membraneuse, comme s'ils y étaient encastrés.

2° Injectés avec une solution très pénétrante de gélatine, dans quelques vésicules ils se sont offerts comme les précédens et, dans d'autres vésicules, ils se détachaient de la surface et proéminaient en saillie sur leur tige vasculaire.

3° Injectés par voie de double décomposition, ou, quelle que fût la matière d'injection, quand il n'y a eu de rempli que les lymphatiques, les corpuscules se sont offerts flottans et encore sous deux aspects.

A. Si les corpuscules sont peu turgides, leur forme est *lenticulaire* et constituée, comme celle du cristallin, par deux segmens de circonférences inégales. Cette forme, en effet, explique les différens contours qu'affectent les corpuscules suivant qu'ils sont plus ou moins flasques ou turgides et qu'ils se présentent de face, de profil ou de trois quarts. Des deux segmens, l'un, qui fait partie d'une circonférence plus petite, et que j'appellerai *pariétal*, parce qu'il est tourné vers la membrane, inscrit les $\frac{2}{3}$ du contour du corpuscule; c'est par lui que s'insinuent les vaisseaux. Les capillaires sanguins y pénètrent par le milieu ou le sommet de la courbe; les lymphatiques au nombre de 2 à 3 ou 4 se détachent en étoile de points quelconques de la circonférence. L'autre segment, qui fait partie d'une circonférence plus grande, ouvre dans la cavité vésiculaire. Vu perpendiculairement, sous un grossissement de 200 à 300 diamètres, on reconnaît qu'il forme comme une sorte de mamelon, analogue à ceux du rein, environné par un limbe circulaire épais. La surface de ce mamelon semble être celle d'émission de l'organule, car elle paraît formée par un grand nombre de granules et de pertuis, entrecoupés par des capillaires d'une excessive ténuité, qui lui donnent un aspect vermiculé. Tous ces menus détails, au reste, ne se voient bien que sur la rate nouvellement injectée et s'effacent plus ou moins, à la longue, par la dessiccation.

B. Si, au contraire, les corpuscules sont bien turgides, leur forme générale est globuleuse, leur volume plus considérable, et leur aspect très singulier.

Ces organules alors semblent formés par un assemblage de petites aigrettes, rayonnant d'un centre ou noyau corpusculaire vers la circonférence de manière à figurer une fleur d'ombellifère; chacune de ces aigrettes se compose d'un filament, terminé par une, deux, trois et jusqu'à quatre petites sphérules brillantes, assemblées bout à bout, en chapelet, disposition qui se remarque surtout très bien dans le vide à la circonférence. La première fois que je vis cette apparence, c'était sur une rate de mouton, injectée par voie de double décomposition avec le chromate neutre de potasse et l'acétate de plomb, et je crus que les aigrettes n'étaient autre chose qu'un mélange de quelque substance animale avec de l'acétate de potasse, mais depuis j'ai reconnu la même apparence sur des rates d'homme et de veau injectées simplement avec de la gélatine.

Or, que conclure de ces trois aspects si différens? Y a-t-il plusieurs genres d'organules vésiculaires de forme et de texture différentes? Je ne le crois pas. Voici, à cet égard, mon opinion :

1° Tous les corpuscules sont flottans, et si, dans l'injection de leurs capillaires sanguins, ils paraissent adhérens à la surface, cela tient, d'une part, au poids de l'injection qui les fait retomber sur leur tige vasculaire, et, d'autre part, à la viscosité du liquide qui les fait accoler à la surface après dessiccation.

2° La forme lenticulaire me paraît être véritablement celle du noyau corpusculaire; mais quand l'injection est très pénétrante, elle développe à la surface du segment vésiculaire de petites aigrettes rayonnées; de sorte que ce dernier aspect n'appartient qu'à l'état le plus turgide. Ainsi, dans mon opinion, il n'y a qu'une seule espèce de corpuscules dont les trois aspects que je viens de décrire ne font que se compléter mutuellement, en montrant des particularités différentes d'une même texture.

Quant aux dimensions de ces organules et de leurs vaisseaux, les corpuscules vésiculaires, de volume inégal, ont, dans le veau, de 15 à 50 centièmes de millimètre et leurs capillaires ont un calibre de $\frac{4}{100}$ de millimètre à un seul. Dans l'homme les corpuscules plus petits, ont un volume moins inégal de 5 à $\frac{10}{100}$ de millimètre de diamètre, ou environ 7 à 14 diamètres du globule du sang humain. Leur nombre est plus considérable que dans le veau au point que, dans les vésicules où l'injection a bien fourni, ils recouvrent toute la surface à divers plans, de manière à marquer entièrement le champ granulo-capillaire de la membrane vésiculaire. Les capillaires sanguins qui s'y rendent ou qui en sortent, ont un calibre qui varie de $\frac{3}{100}$ de millimètre ou 4 globules du sang, à $\frac{1}{100}$ de millimètre ou un peu plus d'un globule. J'ai mesuré toutes ces dimensions, mais je ne les donne pas comme rigoureuses, puisqu'elles dépendent de l'apparence fournie par les injections; néanmoins je pense qu'on peut les considérer comme suffisamment exactes, puisque les volumes des organules eux-mêmes varient dans des rapports de 1 à 2 ou 3. Quand l'injection a bien fourni, les noyaux corpusculaires en sont remplis et semblent formés par un nexus de petits vaisseaux.

4° *Champ granulo-capillaire.*

Suivant ce que j'ai dit plus haut, c'est le nom que je donne à la surface injectée de la membrane vésiculaire. Cette surface, dans une série de vésicules, se présente à divers état de réplétion soit complétement à découvert, quand les corpuscules ne sont pas injectés, soit en coïncidence avec ces derniers, dans leurs intervalles, où la membrane vésiculaire, réduite à elle-même, et par conséquent plus diaphane, montre les derniers linéamens de la texture la plus intime. Elle semble alors formée de deux élémens. 1° Comme l'a jugé Malpighi, des *granules sphériques* très pâles, juxtaposées, sensiblement égales dans leur diamètre de quatre à cinq globules du sang, 3 ou $\frac{4}{100}$ de millimètre; 2° des *capillicules artériels* et *veineux* de $\frac{1}{100}$ de millimètre à $\frac{1}{2}$ ou $\frac{1}{3}$ de centimillimètre de diamètre, émanés des branches d'où procèdent les capillaires plus gros des corpuscules. Les granules ne se voient bien que sur des portions de rate fraîche et encore humide, et ne donnent plus sur la rate desséchée, mais non injectée, qu'un aspect fripé, causé par de petites rides. Le réseau capillaire forme un lacis épais, à plusieurs couches, qui, dans les injections très fournies, masque plus ou moins les granules et donne l'image d'un feutre. On y voit s'évanouir les artérioles et on en voit naître les radicules des veinules et des lymphatiques capillaires; mais, dans le nexus du réseau lui-même, tout en distinguant bien la fine dentelle formée par ces myriades d'anastomoses à plans superposés, il est néanmoins tout-à-fait impossible de discerner entre elles les différentes espèces de vaisseaux. Ce champ vasculo-granuleux que l'on retrouve partout dans la membrane vésiculaire de la rate me paraît avoir une grande importance fonctionnelle, mais que l'on ne peut supposer identique avec celle des corpuscules flottans, la projection de ces derniers, au milieu de la cavité des vésicules, semblant indiquer qu'ils impriment une modification particulière au liquide, déjà produit, dans lequel ils baignent, et qu'ils viennent trouver, en quelque sorte, comme pour l'imprégner d'une qualité nouvelle.

5° *Liquide splénique.*

La rate renferme un liquide que tous les auteurs ont reconnu et qu'ils ont décrit sous le nom de *sang* ou de boue splénique. C'est à la suite de la vésicule et des organes qui la composent que j'ai cru devoir placer le liquide qui paraît être le produit de leur élaboration.

La dénomination, toute moderne et assez grossière, de *boue splénique,* n'exprime que le degré de consistance du liquide, et témoigne seulement de la précaution que l'on apporte aujourd'hui à ne caractériser que par des images vagues, empruntées de l'aspect physique, les substances inconnues sur la nature et les usages desquelles on ne peut rien préciser. Le nom de *sang splénique*, au contraire, employé jusqu'à nos jours par tous les auteurs, prouve que la ressemblance de ce liquide avec le sang a été reconnue de tout temps.

Examiné dans ses propriétés physiques, c'est un liquide épais, visqueux, de couleur rouge-brunâtre. Sous le microscope il paraît composé de plusieurs espèces de globules en suspension dans un fluide jaunâtre et onctueux : 1° des *globules lenticulaires,* les uns environnés d'un limbe rouge et qui ne paraissent pas différer des globules du sang; les autres, de même apparence, mais incolores; 2° des *globules irréguliers* de forme et de volume, polyédriques, blanchâtres, mous et qui rappellent ceux que l'on rencontre dans le chyle et dans la lymphe.

M. Donné, auquel je ne veux pas emprunter son travail, mais qui a étudié avec un soin particulier le liquide splénique, a exprimé récemment, dans un mémoire à l'Académie des sciences, l'opinion que la rate aurait une influence sur la formation du globule du sang. Ce n'est pas le lieu d'exprimer un jugement sur la valeur de cette théorie, en progrès depuis quelques années; mais on me permettra d'être satisfait de ce résultat des recherches de mon savant confrère qui, pour moi, semble au moins approcher du but, en ce qu'il concorde parfaitement avec la structure de l'appareil vésiculaire splénique. J'y reviendrai plus loin en traitant des fonctions probables de la rate.

Une autre source d'informations, importante, quoique beaucoup moins précise, est l'analyse chimique.

Vauquelin a donné, il y a plus de quarante ans, une analyse du liquide splénique rapportée par Assolant. Il constate que c'est un *sang particulier*, moins fibrineux, moins coloré que le sang artériel, avec plus de gélatine et du phosphate de potasse. Rien qu'à l'énoncé, il est évident que ce travail, arriéré par les progrès du temps, en appelle un autre plus en rapport avec l'état actuel de la chimie.

Quoique ce genre d'investigation, dont le premier effet est de détruire l'organisation, qu'il s'agit précisément d'étudier dans ce qu'elle est, ne produise que des résultats bien vagues en comparaison de l'examen microscopique, il serait à désirer pourtant qu'un chimiste habile nous donnât aujourd'hui une analyse, autant bonne que possible, des produits d'élaboration de la rate. Or, la première question c'est l'impossibilité de se procurer isolément le liquide splénique renfermé dans les vésicules. La manière dont on procède pour l'obtenir, et qui consiste à l'exprimer par pression d'une surface de section de la rate, que l'on râcle pour le rassembler sur une lame, ne peut donner qu'un détritus mélangé des tissus et des divers liquides de la rate. Reste donc à tenter l'analyse du sang veineux splénique, comparée avec celle du sang artériel, pris l'un et l'autre sur l'animal vivant. A la vérité, ce n'est pas là le liquide splénique pur, puisqu'il s'y trouve mélangé avec le sang veineux des deux appareils vésiculaire et glanduleux, mais néanmoins cette analyse serait utile, et même pour la physiologie, c'est l'un des faits essentiels à connaître, puisque, en définitive, c'est le sang veineux splénique qui constitue le produit composé de la double élaboration de la rate, transporté dans le foie par la veine-porte.

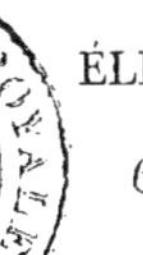

ÉLÉMENS ANATOMIQUES DE L'APPAREIL GLANDULEUX.

6° *Glandes spléniques des cloisons ou des espaces intervésiculaires.*

(Glandes lymphatiques.)

Voici pour le volume et le degré de consistance l'élément organique le plus considérable de la rate. Aussi est-il étonnant qu'il ait échappé à l'œil si profondément investigateur de Malpighi. Cette omission tient à ce que les glandes spléniques ne sont bien distinctes qu'à l'aide d'une injection solide. Mais alors comment Ruysch aussi ne les a-t-il pas reconnues? Quoi qu'il en soit, ces glandes, réparties uniformément dans toute l'étendue de la rate, dont, avec les vaisseaux, elles remplissent les cloisons ou les espaces intervésiculaires, sont de petits organes oblongs ou sphéroïdes, dont la forme et l'aspect rappellent ceux du rein, ou mieux, des glandes lymphatiques. Du corps de ces glandes se détachent fréquemment des prolongemens cylindroïdes, d'où sortent en rayonnant de petits vaisseaux vésiculaires. Blanchâtres, molles, flasques et ridées, comme la rate elle-même, à l'état de vacuité, comme cet organe aussi, elles deviennent tendues et lisses à l'état turgide et se colorent par la matière de l'injection qui les remplit. Sur une rate encore humide, insufflée, mais non injectée, elles offrent à la déchirure et sur la coupe un aspect spongieux et tomenteux, analogue à celui de la moelle de sureau, d'où le prétendu *tissu cotonneux*, signalé par Winslow et reconnu par De la Sône qui le nomme *tissu pulpeux*. Dans une rate pleine de liquides, les glandes se présentent gorgées de sang, ce qui a fait dire à Malpighi que le tissu propre de la rate était un parenchyme formé par du sang épaissi et extravasé; opinion vague et bien éloignée de la lucidité avec laquelle ce grand anatomiste a analysé la texture de la cellule splénique.

Le *volume* absolu de ces glandes est considérable, relativement à celui des glandules vésiculaires et varie dans une proportion que j'estime de 1 à 3 ou 4 diamètres de l'état de vacuité à celui de réplétion. Leur volume relatif, des plus petites aux plus grandes, varie à-peu-près dans ce même rapport. Le terme moyen à l'état de réplétion, non exagérée par l'injection, est, pour leur plus grand diamètre, d'environ le tiers ou le quart de celui des plus grandes vésicules, c'est-à-dire de 1 millimètre dans le veau et de $\frac{1}{4}$ de millimètre dans l'homme. Aussi les voit-on assez distinctement à l'œil nu, sous forme de corpuscules ou bruns ou blanchâtres, sur la surface d'une portion déchirée de la rate du bœuf.

D'après l'examen comparé que j'ai fait des opinions des auteurs, il me paraît évident que Malpighi et ceux auxquels il a dû les montrer lui-même, sont les seuls qui aient vu les véritables glandules vésiculaires, tandis que, dans les recherches ultérieures qui ont été faites pour les retrouver, ce sont les glandes des cloisons qui ont été vues et décrites par les observateurs en qualité de glandules vésiculaires de Malpighi. Du moins, je ne m'explique que de cette manière le volume énorme de ces corpuscules signalés à la surface de la rate fraîche sans injection ni insufflation : $\frac{1}{6}$ de ligne à plusieurs lignes, d'après Hewson, Dupuytren, Home, Heusinger, J.-F. Meckel; une tête d'épingle, suivant M. Ribes; $\frac{1}{5}$ de ligne à 1 ligne, dans le chien et le chat, selon Assolant et M. Cruveilhier, qui nient leur existence dans l'homme.

Les glandes spléniques se présentent, en général, isolées, entre les parois convexes des vésicules, et se dessinent en relief dans leur intérieur. Elles sont, au contraire, agglomérées à la manière des glandes lymphatiques, dans les larges espaces polyédriques, intermédiaires à plusieurs vésicules. Toutes ces glandes sont liées par des *cordons*, de manière à former des chapelets soutenus par les ramifications des vaisseaux, qui se tiennent et se continuent sans interruption dans toute l'étendue de la rate. C'est cette disposition, facile à reconnaître partout, mais principalement à la périphérie, sous la membrane d'enveloppe, qui m'a fait considérer les chapelets glandulaires et les entrelacemens des vaisseaux qui les supportent, comme constituant seuls la charpente de la rate.

Examinées dans leur texture, les glandes spléniques sont formées par un tissu poreux et aréolaire très délié. Sur les coupes, on voit distinctement qu'elles sont environnées par une membrane d'enveloppe assez épaisse, comme les glandes lymphatiques et la rate elle-même. Il est assez commun aussi de trouver, dans leur intérieur, de petites cavités ellipsoïdes ou des fragmens de canaux développés par l'air que l'insufflation y a fait pénétrer. Ces indices font présumer que des canaux réels y existent, comme dans les glandes lymphatiques. Nous savons aussi que les glandes spléniques reçoivent ou émettent un grand nombre de vaisseaux sanguins qui s'y plongent ou en sortent comme ceux des corps caverneux, s'y distribuent et même s'en laissent traverser; car, outre ce que nous avons vu de leur distribution sous la membrane d'enveloppe, il est assez ordinaire que de ces glandes et de leurs prolongemens cylindroïdes dans les vésicules émanent, en disposition rayonnée, de petits vaisseaux vésiculaires. Mais un autre caractère de ces glandes qui va revêtir, pour nous, une très grande importance, c'est qu'elles sont environnées d'un nombre considérable de vaisseaux lymphatiques microscopiques, dont elles semblent comme l'aboutissant et le point de départ, car, indépendamment des plexus que ces vaisseaux forment à leur surface, dans celles de ces glandes que la ténuité de l'injection a laissées diaphanes, on voit pénétrer des vaisseaux lymphatiques qui, soit qu'ils y entrent ou qu'ils en sortent, y sont divisés en ramuscules très déliés.

Enfin en observant, sous des grossissemens de 200 à 500 diamètres, de petites lames, excessivement minces, des glandes spléniques injectées, elles paraissent se composer elles-mêmes, en définitive, de petites granules réunies par des capillicules d'une ténuité infinie.

Quant aux *cordons de liaison*, leur aspect est invariablement le même. Elargis en cônes à leurs extrémités glandulaires, rétrécis au milieu, cylindriques dans toute leur longueur, ils sont blancs dans la rate non injectée, et se colorent par la matière de l'injection artérielle dont ils se remplissent. Je les ai nommés des cordons, et non des canaux, parce que, sur la tranche, ils sont évidemment pleins à l'intérieur et formés par un tissu cotonneux, analogue également à de la moelle de sureau, à

3.

l'état de vacuité; mais quand ils sont injectés, ces cordons s'offrent remplis de vaisseaux sanguins et surtout lymphatiques, et sous un très fort grossissement se décomposent en granules et en très petits vaisseaux, c'est-à-dire que leur tissu est identique avec celui des glandes elles-mêmes.

Pour conclure, qu'est-ce donc que les glandes spléniques et leurs cordons? La manière dont s'y conduisent les vaisseaux lymphatiques va nous donner la réponse à cette question. Que voit-on en effet dans celles de ces glandes que l'injection imparfaite des vaisseaux sanguins a laissées diaphanes? Des plexus de vaisseaux lymphatiques entrelacés à leur surface; des troncs afférens, au nombre de 2, 3, 4 et plus, qui pénètrent dans les glandes et dans leurs cordons; des troncs efférens qui en sortent pour s'accoler aux vaisseaux sanguins des cloisons; des subdivisions de ramuscules à l'infini dans l'intérieur des glandes et des cordons; d'où il résulte qu'elles en forment la plus grande partie de la texture, complétée par les granules et les divisions des vaisseaux sanguins. D'après tant de caractères, si nombreux et si convaincans, il me paraît hors de doute que les glandes spléniques sont tout simplement des glandes lymphatiques microscopiques.

Quand je donnerai la structure intime des glandes lymphatiques de la circulation générale, on verra que, à part la dimension qui n'est point une considération sous le rapport de la texture, ces deux espèces d'organes ne diffèrent en quelque sorte que par l'existence des cordons de même substance qui lient les unes aux autres les glandes spléniques, tandis que les glandes lymphatiques ordinaires, isolées les unes des autres, ne sont unies que par l'intermédiaire des vaisseaux lymphatiques.

7° *Vaisseaux lymphatiques.*

On conçoit pourquoi je place la description des lymphatiques spléniques à l suite des glandes extravésiculaires avec lesquelles ils me paraissent former un seul système. Je n'ai point à parler des troncs lymphatiques, à la surface de la rate, l'objet de ce travail n'étant que de faire connaître les lymphatiques microscopiques dans la profondeur de ce viscère.

On sait par le témoignage d'un grand nombre d'anatomistes qu'on peut rendre visibles les troncs lymphatiques de la rate par l'injection des vaisseaux spléniques. Gaspard Bartholin, le premier, avait obtenu les lymphatiques de la rate par l'injection de l'artère splénique, la veine étant liée. Plus tard, Cooper et Morgagni sont parvenus au même résultat par la simple insufflation de la veine. Ces faits prouvent que l'on peut également injecter les lymphatiques ou par la pénétration de la matière même de l'injection ou par le refoulement des liquides contenus dans la rate. Quant à moi, ce n'est que par une injection artérielle très fine que je suis parvenu à voir les lymphatiques microscopiques de la rate. Voici, à cet égard, les résultats de mes observations.

Les lymphatiques sont en nombre immense dans la rate. Aucune vue anatomique n'est plus agréable que celle des vésicules spléniques parcourues par ces vaisseaux. Sur une demi-sphère vésiculaire on ne compte pas moins de 15 à 20 grands rameaux lymphatiques irrégulièrement parallèles ou peu obliques qui la traversent dans toute sa largeur. Ces rameaux s'assemblent par faisceaux de 4, 5 et plus, au sommet des saillies en croissant des vaisseaux sanguins. En les suivant on reconnaît qu'ils se rendent au pourtour de la vésicule dans les glandes des cloisons, et j'ai déjà dit qu'on les y voit, dans les points les plus transparens, se distribuer dans leur profondeur. Les glandes sont couvertes des réseaux formés par ces vaisseaux, et les orifices vésiculaires en sont entourés circulairement. Chemin faisant, les troncs lymphatiques se relient les uns avec les autres par des rameaux d'anastomoses et reçoivent de tous côtés les radicules affluens qui proviennent des corpuscules et du champ granulo-vasculaire. Aucun corpuscule n'en est dépourvu, au contraire, tous sont reliés par des lymphaticules, de sorte que chacun de ces petits organes, indépendamment des capillaires sanguins qu'il reçoit ou qu'il émet, est en outre le centre ou le nœud de jonction de trois ou quatre lymphatiques qui établissent ses communications avec les corpuscules voisins ou avec les grands rameaux. Les lymphatiques vésiculaires, quoique très déliés, sont néanmoins proportionnellement plus gros que les vaisseaux sanguins. Le diamètre des grands rameaux est de 5 à 8 centièmes de millimètre (sept à dix globules du sang) dans l'homme, et de 10 à 15 centièmes de millimètre dans le veau. Leur apparence ne diffère en rien des gros lymphatiques sous-cutanés des membres vus à l'œil nu, c'est-à-dire qu'ils sont rectilignes, aplatis et coupés fréquemment par des étranglemens valvulaires. Les radicules qui couvrent le champ d'anastomoses sont dépourvus de valvules. Ils décroissent en volume de 3 centièmes de millimètre, à 1 seul et même à $\frac{1}{2}$ centième; mais je n'en ai pas aperçu de plus petits, tandis qu'il y a d'autres capillicules, faisant suite aux vaisseaux sanguins, dont ils conservent les formes d'arborisation, dont le diamètre est encore moitié moindre.

Considérés dans leur texture intime, en raison de leur parfaite transparence, quand ils ne sont pas remplis par l'injection des vaisseaux sanguins, les lymphatiques de la rate donnent encore lieu à de nouvelles observations. A l'intérieur, les grands rameaux sont environnés par des ramuscules nombreux qui les enlacent, en formant des anastomoses comme les grands lymphatiques eux-mêmes ou comme les nerfs du grand sympathique autour des gros troncs sanguins des viscères digestifs. Dans leur *intérieur*, les rameaux spléniques, outre leurs valvules très visibles, sont partagés en *locules*, dont l'agglomération dans les nœuds de jonction, plus larges, formés par les anastomoses, donne l'idée d'une sorte de glandule rudimentaire, comme si les vaisseaux lymphatiques n'étaient pas seulement des canaux de transport d'un liquide, mais aussi des organes chargés d'une élaboration. Enfin leur abouchement dans les glandes et leurs cordons se fait par un orifice distinct, ou un trou de la membrane d'enveloppe analogue à ceux des grands vaisseaux sanguins qui traversent des membranes fibreuses.

Comme partout ailleurs les rameaux lymphatiques efférens à la sortie des glandes accompagnent les vaisseaux sanguins, et, comme ces derniers, à mesure qu'ils s'adjoignent les uns aux autres, ils augmentent graduellement de volume jusqu'à la scissure de la rate.

Telles sont les nombreuses observations que m'a fournies l'appareil lymphatique de la rate. Ce sont comme autant de révélations anticipées sur la structure intime des glandes et des vaisseaux lymphatiques de la circulation générale, structure dont je ferai prochainement l'objet d'un mémoire particulier. A la lecture de ces nombreux détails, si nets et précis, sur des organes d'une merveilleuse petitesse, je conçois qu'il vienne à l'esprit de toute personne désintéressée, mais étrangère aux études microscopiques, que le récit en est entièrement fabuleux, ou que du moins l'auteur s'est laissé étrangement abuser par son imagination. Pourtant rien n'est plus positif. On sait quelle réserve habituelle j'apporte dans mes jugemens. Si donc j'ai cru pouvoir me prononcer si affirmativement sur ces faits, c'est que je suis en mesure de démontrer immédiatement *de visu*, avec la dernière évidence, chacune des assertions que j'ai émises.

ÉLÉMENS ANATOMIQUES COMMUNS A TOUTE LA RATE.

8° *Nerfs.*

Cet élément anatomique, si important, est assurément de tous le plus ingrat pour les études microscopiques. A peine peut-on suivre les filamens nerveux sur les rameaux jusqu'à un grossissement de 4 à 5 diamètres. Avec une forte attention, on croit bien reconnaître les filets nerveux microscopiques dans leurs anastomoses, sur les artères principalement, jusqu'à un grossissement assez fort. Mais on n'en est pas plus avancé, car on ne fait que voir en plus petit ce que l'on voit à l'œil nu sur les gros rameaux, et c'est même à cette persévérance des nerfs dans leurs caractères anatomiques qu'on les reconnaît; car, si leur aspect se modifiait, ils échapperaient à l'observation, ou du moins on ignorerait que c'est eux que l'on voit.

9° *Tissu cellulaire splénique.*

C'est par analogie et, en quelque sorte, pour obéir à l'usage, en employant un nom connu, que j'appelle *cellulaire* le tissu de liaison de la rate; tandis que, dans la limite des observations que j'ai pu faire, rien ne justifie suffisamment cette dénomination. Il faut dire aussi que l'examen de ce tissu est très difficile et laisse des incertitudes. Aucun élément de liaison n'est visible à l'œil nu. On n'en voit que sous le microscope, et, comme on peut s'y attendre, dans les cloisons, entre les glandes lymphatiques, les ramifications des vaisseaux et les enveloppes vésiculaires, et, ce qui revient au même, à la périphérie, entre ces mêmes organes et la membrane d'enveloppe commune. Il s'offre, à l'état frais, dans la rate encore humide, sous l'aspect d'une *gelée grisâtre*, sans distinction d'une trame quelconque, dans laquelle les glandes lymphatiques sont encastrées de même que dans une gangue. Mais comme cette apparence disparaît complétement par la dessiccation et qu'elle ne se montre qu'autant que les glandes sont injectées, puisqu'elles-mêmes sont à peine visibles à l'état de vacuité, il m'a été impossible de constater si cette gelée organique, que je n'ai vue que refoulée, prendrait un aspect lamellaire en étant déployée.

10° *Membrane d'enveloppe de la rate.*

L'enveloppe de la rate, étant par sa position l'élément anatomique le plus facile à reconnaître et à étudier, est aussi celui qui a le plus exercé la sagacité des anatomistes. Malpighi avait cru reconnaître une couche de fibres musculaires dans l'enveloppe de la rate, et c'est probablement par extension de ce fait qu'il a été conduit, comme nous le verrons dans la seconde partie de ce mémoire, à admettre des fibres de même nature dans les parois des vésicules. L'opinion de ce grand maître est adoptée, avec encore plus d'exagération par Berger, qui admet que la texture de la rate en son entier est autant musculeuse que vasculaire (1). De la Sône, à cet égard, me paraît s'être tenu dans le vrai en signalant dans la membrane d'enveloppe de la rate du bœuf, du mouton et de l'homme, une couche de fibres pâles, entrecroisées en divers sens, qui se développent surtout par l'ébullition et *ressemblent parfaitement à des fibres charnues*. Cette observation est d'accord avec les contractions de la rate sous l'influence de divers excitans, observées par Assolant, MM. Magendie, Defermon et un grand nombre de physiologistes. Je ne sais donc pourquoi les anatomistes de nos jours ne voient dans cette membrane qu'une enveloppe fibreuse.

Voici à son sujet le résultat de mes observations. L'enveloppe splénique me paraît formée de deux feuillets : l'un, cellulo-fibreux ; l'autre, musculaire, unis par un tissu cellulo-vasculaire très serré. A la surface du feuillet musculaire, superficiel, s'étend une seconde couche de tissu cellulo-vasculaire, mais très lâche, qui l'unit à l'enveloppe péritonéale. Le feuillet cellulo-fibreux, encore plus mince que celui du tube intestinal, est traversé, comme je l'ai dit, par les artérioles et les veinules des glandes lym-

(1) Est adeo lienem machinam vocare liceat vasculosam æque ac musculosam.

phatiques qui rampent pendant un trajet assez long sous la tunique musculaire, lui fournissent des ramuscules et traversent de nouveau la tunique fibreuse pour se replonger dans les glandes lymphatiques périphériques des cloisons vésiculaires. Dans ce tissu existent aussi de nombreux vaisseaux lymphatiques, et il m'a semblé y voir des myriades de granules qui se dessinent à l'extérieur sur les saillies et dans les enfoncemens causés par les glandes spléniques. A sa surface interne, le feuillet fibreux est creusé de petites excavations qui ne sont que les lieux d'encastrement des glandes elles-mêmes. Quant aux nombreux prolongemens fibreux cylindriques de la membrane dans le tissu de la rate, signalés par De la Sône, Assolant et M. Ribes, je me suis assuré qu'ils ont pris pour tels les artères et les veines qui traversent à deux fois le feuillet cellulo-fibreux.

CONCLUSIONS ANATOMIQUES.

En résumé de l'ensemble de ce travail, je crois, sans sortir encore du domaine de l'anatomie, pouvoir déduire les propositions suivantes qui me paraissent devoir servir de base à toute opinion physiologique sur les fonctions de la rate.

1° La rate se compose de deux appareils différens, l'un *vésiculaire* et l'autre *glanduleux*, scindés par petits organules et partout juxtaposés, élément à élément, dans toute l'étendue de ce viscère. Le volume de la rate étant supposé divisé en six portions : l'appareil vésiculaire semble y figurer comme trois et l'appareil glanduleux comme deux, les vaisseaux composant à-peu-près le dernier sixième.

2° Néanmoins, si l'appareil vésiculaire a plus d'étendue, l'autre est plus compacte et plus ramassé, en sorte qu'on peut considérer leurs masses organiques fonctionnelles comme étant à-peu-près égales.

3° Les deux appareils vésiculaire et glanduleux se ressemblent en ce point que chacun d'eux est formé par une chaîne sans fin des élémens qui le composent, continus entre eux dans toute l'étendue de la rate.

4° L'*appareil vésiculaire*, où la succession des vésicules continues entre elles par leurs orifices de communication, comprend, outre les veines spléniques qui peuvent être assimilées au chapelet vésiculaire, les corpuscules vasculaires flottans ou glandules de Malpighi et le champ granulo-vasculaire. C'est, si l'on veut, comme une vaste poche milliloculaire, ou mieux, un long canal incessamment replié sur lui-même qui aurait été divisé par des étranglemens vasculaires en myriades de petites cavités pour augmenter les surfaces. La texture des vésicules et la nature du liquide qu'elles renferment permettent de les considérer comme un appareil d'élaboration sanguine.

5° L'*appareil glanduleux* se compose des glandes et des vaisseaux lymphatiques. Il ne se présente comme une chaîne tortueuse de trajets cloisonnés, qu'en raison de son interposition entre les ampoules vésiculairesqui, elles-mêmes, devaient être fermées pour retenir le liquide qui s'y dépose. On peut considérer cet appareil comme une vaste glande lymphatique, du volume environ du tiers de la rate, qui s'est fractionnée en petites glandes, unies par des cordons de même substance, pour se répandre dans toute l'étendue de la rate et environner partout les vésicules, comme s'il était nécessaire que ces deux appareils fonctionnassent en commun. Du reste, il est évident, sous le microscope, que les glandes reçoivent les vaisseaux lymphatiques provenant des corpuscules et du champ granulo-vasculaire.

6° Les *vaisseaux capillaires* revêtent dans la rate des formes spéciales qui les distinguent des formes générales qu'on leur connaît dans l'ensemble de l'appareil circulatoire.

7° Les veines, par les modifications de texture qu'elles éprouvent, font partie du tissu de la rate et participent à ses fonctions.

Les vaisseaux lymphatiques aussi ne semblent pas seulement des vaisseaux de transport d'un liquide, mais en même temps des organes chargés d'une élaboration.

Nous verrons dans la suite de ces études, les modifications de texture des vaisseaux pour s'approprier aux organes et participer à leurs fonctions spéciales, s'étendre et presque se généraliser dans l'organisme.

8° Les élémens anatomiques de la rate sont les mêmes dans tous les mammifères. Toutefois, il existe sous ce rapport, entre l'homme et l'animal, des différences considérables que ne me paraissent pas offrir au même degré d'autres viscères, le poumon ou le rein par exemple. Il est remarquable à quel point, dans la rate humaine, tous les détails sont précis, multipliés, finis, si bien que les rates d'animaux, relativement beaucoup plus simples, ne semblent, en comparaison, que des rudimens ou des ébauches d'organisation.

9° Quant à l'analogie à laquelle nous sommes amenés entre la rate et les glandes lymphatiques, si, en raison de sa structure anatomique, on peut définir la rate une vaste glande lymphatico-sanguine ; d'un autre côté, les glandes lymphatiques de la circulation générale, si fournies de vaisseaux sanguins, peuvent être considérées, jusqu'à un certain degré, comme des chapelets de petites rates répandues sur divers points de l'appareil circulatoire lymphatico-sanguin. Nous verrons, en traitant de la structure intime de ces glandes, comment l'opinion de la conformité entre ces deux espèces d'organes, évidente quant à l'appareil glanduleux splénique, peut se trouver fortifiée par les analogies d'organisation des canaux intérieurs des glandes lymphatiques avec l'appareil vésiculaire de la rate.

Tels sont les résultats de mes recherches microscopiques sur la structure intime de la rate dans l'homme et les mammifères. Si je ne me trompe, la lecture de ce travail justifie l'assertion que j'ai émise en commençant sur l'importance des études microscopiques pour l'avenir de la science. Assurément, c'est quelque chose, dans la somme de nos connaissances positives, que de pouvoir statuer définitivement sur la structure jusqu'à présent ignorée d'un gros viscère, surtout lorsque cette notion peut jeter du jour sur une foule d'autres points également obscurs. Aussi a-t-on pu voir qu'aucun soin ne m'a coûté pour pénétrer dans les secrets les plus profonds de l'organisation. Convaincu de l'importance dont il va être prochainement, pour la physiologie, de déterminer le volume réel des organules, j'en ai donné les dimensions avec une rigueur mathématique, puisqu'aussi bien avec le secours du micromètre, et c'est un avantage inappréciable de ce merveilleux instrument, sans autre effort qu'un peu d'attention, nous pouvons aujourd'hui mesurer avec la dernière précision les infiniment petits. M'étant imposé la tâche de résoudre, autant qu'il serait en mon pouvoir, une question anatomique sur laquelle tant de grands esprits se sont consumés en pure perte pour n'avoir pas su s'entendre, j'ai voulu, autant que mes forces me le permettraient, ne rien laisser en arrière. Il m'a donc fallu poursuivre dans toutes les directions une foule de petites observations qui toutes se corroborent pour donner à la physiologie le dernier mot de la texture anatomique, et fournissent de nombreux aperçus pour de nouvelles recherches. Je n'ai pas craint d'entrer, à cet égard, dans les détails les plus circonstanciés, d'après ce principe qu'il n'y a pas de fait qui n'ait sa raison et sa signification, et qu'il en reste toujours bien assez d'ignorés pour que l'on s'empresse au moins d'accueillir tous ceux que l'on parvient à reconnaître.

Mais, comme on a pu en juger, pour que des travaux de ce genre ne demeurent pas stériles, il faut s'armer d'une attention et d'une persévérance que rien ne rebute; et encore le dernier mot du problème physiologique reste-t-il inaccessible à notre esprit. En effet, dans toutes les recherches sur les textures, comme j'aurai l'occasion de le remarquer à chaque pas dans le cours de ces travaux, à mesure que l'on interroge les détails, l'analyse se complique. Là où n'atteint plus aucune injection, mais où quelques restes des liquides animaux donnent encore une forme, le capillicule, la granule, d'abord inaperçus, se transforment en organes. L'œil se fatigue et l'esprit s'épuise à poursuivre au travers de la série des grossissemens des organes qui renaissent toujours et des difficultés qui toujours reculent et s'enfoncent dans les profondeurs de l'excessivement petit, jusqu'à ce terme inévitable, et pourtant bien vite atteint, où, sans avoir acquis de solution précise, les mêmes questions se reproduisant, toujours plus irritantes, sur l'atome organisé comme sur l'organe en son entier, il faut bien pourtant s'arrêter devant l'infini.

DEUXIÈME PARTIE.

EXAMEN COMPARÉ

DES TRAVAUX ET DES OPINIONS DES AUTEURS ORIGINAUX

SUR LA STRUCTURE INTIME DE LA RATE.

Me voici arrivé à la fin de ces recherches, et je n'ai pas encore dit un mot d'érudition ; ce n'était pourtant pas sans dessein. J'ai voulu d'abord exposer la série des faits tels qu'ils se sont présentés à mon observation, sauf à revenir sur mes pas pour rendre à chacun ce qui lui appartient.

Et maintenant j'éprouve une singulière déception. Un certain nombre des faits originaux dont je viens d'offrir le tableau ; ces faits que j'ai préparés, observés, décalqués à la chambre claire et fait dessiner au microscope, il me faut les restituer à Malpighi, leur premier et véritable auteur. Chacun sait que cet illustre anatomiste avait découvert dans la rate des cellules et des granulations ; à Malpighi donc les cellules et les granulations. Mais à Malpighi également deux autres détails importans, coordonnés avec les premiers en un ensemble de texture et depuis long-temps oubliés de la science ; à lui les cloisons membraneuses intercellulaires, dont il a reconnu l'existence, sinon la composition organique ; à lui les veines, qui naissent des cellules par des orifices béans. Ces faits, quoique peu nombreux, vaguement précisés dans les détails et entremêlés d'hypothèses, sont néanmoins si importans pour la théorie, qu'ils assurent à leur auteur une part considérable dans l'ensemble des découvertes que j'ai consignées dans la première partie de ce mémoire.

Mais pour juger en toute certitude des phases contradictoires qu'a parcourues l'anatomie de la rate, jetons un coup-d'œil sur les travaux dont ce viscère a été l'objet.

Les anciens et Galien, leur interprète, considéraient le tissu de la rate comme une sorte d'éponge, de consistance fongueuse, formée par une intrication de ramifications vasculaires entre lesquelles le sang s'épanche et s'épaissit. C'est dans le même sens que s'exprime Vésale : il connaît la texture poreuse de la rate, et l'aspect de ce tissu épais et brun (1), plus solide que l'éponge, plus léger que la pierre ponce, qui

(1) Lienis namque substantia crasso nigroque admodum, sed solidioris spongiæ, aut levioris pumicis instar, raro concretoque sanguine constare mihi videtur, frequentibus fibris, filamentis que non insigniter validis, duntaxat implicata. (*Andreæ Vesalii Anatomia*, p. 394. Venetiis, 1604.)

semble consister dans un sang ou fluide ou concret, entrecoupé seulement de fibres et de filamens peu résistans, lui paraît justifier la dénomination de parenchyme plus spécialement appliquée par Erasistrate au foie et à la rate.

Après comme avant Vésale, pendant plus d'un siècle, l'anatomie de la rate reste stationnaire, malgré les recherches et les efforts d'un grand nombre d'observateurs.

Enfin vint Malpighi qui était destiné à jeter tant de lumière sur l'anatomie de texture par un emploi judicieux du microscope, quoique cet instrument, comme il le reconnaissait lui-même, fût encore très imparfait de son temps.

Avec la tournure d'esprit qui lui est familière, le spirituel Malpighi débute par une plaisanterie sur la stérilité des recherches qui ont eu la rate pour objet. Je ne sais, dit-il, où l'antiquité a pris que, dans la rate, est la cause du rire, tandis que, au bruit des longues plaintes des savans, les Académies gémissent de ce que l'on n'ait pas encore reconnu la nature de ce viscère (1).

Bientôt Malpighi entre en matière. Ses principaux moyens d'investigation sont, comme pour la plupart des textures, l'insufflation suivie de dessiccation, la macération dans l'eau pure, l'injection d'encre ou d'une eau colorée, et enfin l'observation au microscope. Je vais, pour donner une idée fidèle de son travail, en exposer les résultats dans une série de propositions extraites du texte original.

1° Le tissu de la rate est soutenu par une charpente fibreuse. Nous verrons plus loin que, dans un second travail, Malpighi mêle à ce tissu fibreux des fibres charnues. « Les fibres, nées de la face interne de la membrane d'enveloppe, traversent le tissu de la rate, mais au lieu de se fixer sur le point opposé de la même membrane, elles se confondent avec la capsule ou enveloppe commune des vaisseaux qui s'insinue dans l'épaisseur de la rate (2). »

Si je ne me trompe, ces fibres qui, après comme avant Malpighi, ont exercé la sagacité de tous les anatomistes, ne sont autres que les membranes ou cloisons des cellules avec lesquelles elles font évidemment double emploi.

« 2° Toute la substance de la rate n'est qu'une agglomération des membranes formées ou séparées par des cellules et des voûtes (3). » En preuve de cette proposition : « Si l'on fait dessécher une rate insufflée et que l'on en détache des fragmens avec un

(1) Nescio quo fine ducta vetustas, lienem risus causam exstare evulgaverit, dum longo litteratorum mœrore, ob numdum assecutam hujus visceris naturam lugent Academiæ. (*Præfatio exercitationis de Liene*. D. Leclerc et J. J. Manget. *Bibliotheca anatomica.* Genevæ, 1685.)

(2) Enascuntur hæ fibræ ab interiori lienis membrana et per transversum producuntur non in oppositam dictæ membranæ partem, sed ad capsulam quandam, sive commune involucrum vasorum per medium lienis perreptans. (*Dissertatio de Liene.*)

(3) Est igitur totum lienis corpus membranarum congenies in cellulas et concamerationes efformata, seu distincta. (*Loc. cit.*)

scalpel, on trouve que sa masse entière est formée par un assemblage de membranes renfermant des sinus et cellules qui lui donnent l'aspect d'un gâteau d'abeilles. Ce résultat s'obtient facilement sur la rate du mouton et du porc, en raison de leur prompte dessiccation. Toutefois, même sur la rate humaine insufflée et séchée dans un lieu échauffé, on trouve la même structure tellement évidente qu'elle ne laisse pas le moindre doute (1). »

3° La substance de la rate est remplie de glandules, dont la disposition sur les ramifications vasculaires qui les supportent imite une grappe de raisin. « Ces petites glandes sont ovales et diffèrent peu en volume de celles du rein; leur couleur est blanche, comme je l'ai toujours observé, et lors même que les vaisseaux sanguins, gonflés par une injection d'encre, se dessinent à l'entour, elles conservent néanmoins leur couleur (2). »

4° Dans ce premier travail Malpighi affirme positivement que les veines, entre les rameaux qu'elles émettent, sont percées de nombreux orifices dans tous les points de leur contour qui ne sont pas accolés aux artères et aux nerfs; mais il ne dit pas si ces orifices veineux ouvrent dans les cellules (3). Quant aux artères, aux granulations et aux rapports des unes et des autres entre elles et avec les cellules, ce n'est que par conjecture (4) et comme déduction de l'ensemble de ses recherches qu'il arrive à conclure que les glandules sont situées sur les parois des cellules où elles appendent aux extrémités des artères et, ajoute-t-il, des nerfs. Toutefois, après de nouvelles recherches, il s'exprime explicitement à ce sujet de manière à ne laisser aucun doute sur l'opinion qu'il s'était formée de la circulation de la rate. On trouve en effet dans sa lettre à Capucci le passage suivant: « Les cellules s'abouchent et communiquent avec le tronc de la veine qui les côtoie, de telle sorte qu'elles semblent n'être que des appendices ou des diverticules des veines. Au milieu de ces cellules sont situés et appendent comme des grappes de raisin les rameaux des glandules groupés le

(1) Si autem jam tumefactus (aëre) siccescat lien, mox secetur, vel ejus frustula gladiolo eximantur, totam ipsius molem membranis sinus et cellulas veluti favos apum efformantibus coagmentatam deprehendes, quod in ovis, et suis liene ob facilem exsiccationem promptiùs succedet; in humano etiam liene aëre turgido et tepenti loco exsiccato, evidenter eandem structuram reperies, ita ut omnem eximat dubitationem. (*Loc. cit.*)

(2) Minimæ hæ glandulæ figuram habent ovalem, et magnitudine parum distant à renum glandulis; colorem habent, ut perpetuò observavi, album; et licèt lienis sanguinea vasa injecto atramento turgeant, et circa ipsas ludant, hæ tamen eundem servant colorem. (*Loc. cit.*)

(3) Aliis alterius foraminibus pervia est venosa tunica, nam inter patentia ramorum orificia, multiplicia quædam veluti stigmata observantur, non in ea parte sub qua excurrunt arteriæ et nervi, sed in opposita ejusque lateribus. (*Loc. cit.*)

(4) Ex quibus omnibus conjectari licet, etc. (*Loc. cit.*)

plus souvent au nombre de huit..... Ces rameaux sont suspendus aux extrémités des artères et des nerfs (1). »

5° Enfin, dans la même lettre, l'auteur revient sur les membranes dans lesquelles il admet des faisceaux charnus qui, dit-il, raffermissent le tissu lâche de la rate et en expriment le fluide contenu dans les cellules, à la manière des oreillettes du cœur (2). Par une longue macération, ces faisceaux deviennent apparens sur la rate humaine. Dans celle du bœuf, ils sont très remarquables et absolument charnus (3).

6° Quant à la fonction de la rate, Malpighi se range à l'opinion, alors nouvelle et empruntée de sa théorie, du Genévois D. Beddevole, que ce viscère sécrète par ses glandules propres un suc lequel, mêlé au sang splénique, est porté par la veine-porte dans le foie, où, par une certaine atténuation qu'il imprime au sang, il facilite la sécrétion de la bile (4).

A part une foule de détails et quelques explications hasardées où l'auteur s'abandonne peut-être un peu trop aux écarts de son imagination, tels sont en substance les résultats des recherches de Malpighi sur la rate.

D'après tout ce qui précède, on peut juger quelle part énorme réclame l'illustre anatomiste de Bologne dans les résultats que j'ai consignés plus haut de mes propres recherches sur la rate.

En fait, Malpighi a reconnu le premier que la rate est formée par une agglomération de cellules membraneuses, communiquant entre elles et séparées par des cloisons. Récapitulons et complétons ce qu'il dit des unes et des autres.

A. *Cellules.* Leur composition lui est parfaitement connue. La surface en est tapissée de glandules qui appendent aux extrémités des artères, de manière à figurer des grappes de raisin : les veines ouvrent par de larges orifices dans les cellules. Conformément à cette organisation, la cellule splénique paraît être un organe sécrétoire dont le liquide est absorbé par les veines. Voici la part du vrai, et assuré-

(1) ..... Quæ cellulæ hiant et communicant cum venæ trunco per longum excurrenti; ità ut videantur tot appendices venarum, vel earundem diverticula. In medio harum cellularum appensi locantur et pendent, veluti uvæ botri, racemi glandularum ut plurimùm octo folliculis compaginati..... (hi racemi) extremis arteriarum et nervorum finibus appenduntur..... (Malpighi, *Opera posthuma.* Amstelodami, 1700. *Responsio ad Cappuccium*, p. 58.)

(2) ..... Cum satius sit, his carneis lacertis firmari lienis laxam compagem, et contentum fluidum (in cellulis) exprimi cordis (auricularum) instar. (*Loc. cit.*)

(3) Lacerti quoque musculosi quibus lien firmatur longâ maceratione obvii fiunt in homine. In bove insignes sunt et absolutè carnei. (*Loc. cit.*)

(4) Ideò secutus sum exemplum auctoris libelli (D. Beddevole) cui titulus est (*Essais d'anatomie*), ut probabilem retineo, censens, liene separari succum mediis propriis glandulis, qui splenico affusus sanguine indèque reliquo à portâ in jecur delato, laxitatem quamdam sanguini conciliat, quâ mediâ, faciliùs bilis in jecore separatur. (*Loc. cit.*)

ment elle est grande; ce qui suit me paraît, au contraire, complétement erroné.

1° Les parois des cellules sont musculeuses, de manière à se vider par contraction, comme les oreillettes du cœur. Cette image est séduisante assurément, mais ce n'est qu'une hypothèse, et j'avoue que, avec des instrumens bien supérieurs à ceux de Malpighi, il m'a été impossible de reconnaître rien de semblable, même sur la rate de bœuf, où l'auteur assure que cette observation est facile à vérifier.

2° A sa terminaison chaque artère se divise en deux rameaux, dont l'un se distribue aux glandules et dont l'autre s'ouvre dans les cellules. Je ne sais comment Malpighi a vu ou cru voir ces rameaux artériels cellulaires, mais je n'ai jamais trouvé ni orifice artériel cellulaire, ni aucun rameau artériel s'interrompant brusquement à un volume déterminé, sans dégradation capillaire, de manière à faire supposer qu'il pût s'ouvrir dans les cellules. Or, il serait difficile que ce fait m'eût échappé, après des centaines d'observations sur un grand nombre de rates injectées par les matières les plus variées; en outre, d'après ce que nous avons vu des anastomes capillaires, cet abouchement des artères est inutile, et enfin, comme je l'ai dit dans mon travail, on n'injecte les cellules par les artères qu'autant que le liquide a passé dans les veines, d'où l'on doit inférer que c'est pas les orifices de ces dernières que le liquide entre dans les cellules.

3° Malpighi dit que les glandules conservent leur couleur blanche, au milieu des capillaires injectés. Ceci ne peut être considéré comme une erreur; c'est seulement un manque de réussite dans les injections. Enfin il est évident que c'est par une illusion que l'auteur a cru voir les extrémités des nerfs qui se rendent aux glandules.

B. *Cloisons intercellulaires.* Sur ce point Malpighi a été moins heureux qu'en ce qui concerne les cellules. Il sait que les vaisseaux rampent dans les cloisons, mais il n'a point connu les glandes lymphatiques avec leurs cordons de liaison et les nombreux vaisseaux qu'elles reçoivent. Évidemment ce mauvais résultat tient à la nature des injections trop fluides de Malpighi, les glandes lymphatiques, si volumineuses quand elles sont bien remplies, ne s'offrant telles que par une injection de matière solide.

En somme, il est juste de reconnaître le pas immense que Malpighi a fait faire à l'anatomie intime de la rate. Nul doute que cet illustre anatomiste n'aurait rien laissé à découvrir après lui, s'il avait su composer des injections solides, et s'il avait eu à sa disposition des microscopes plus perfectionnés. Il en aurait dit alors plus et moins, ou, pour parler plus explicitement, il n'aurait point affirmé d'erreurs, il aurait trouvé toutes les choses vraies, et les résultats de son travail, rendus inattaquables par leur facile vérification, n'auraient pas été perdus si long-temps pour la science.

Reprenons maintenant la marche des faits historiques et voyons comment une découverte si remarquable, et qu'il n'y avait plus qu'à purger de sa portion hypothétique et à compléter par de nouvelles observations, a été néanmoins peu-à-peu abandonnée.

Dans les premiers temps qui suivirent la publication du travail de Malpighi, on voit l'Europe entière applaudir à ses travaux. Non-seulement il est soutenu par l'école italienne, fière de sa gloire, qu'elle partage, mais partout, dans le nord, les savans accueillent avec empressement les nouvelles recherches sur la rate. Tout le monde constate immédiatement l'existence des cellules et Bidloo les fait dessiner (Pl. 35, fig. 4). Berger reconnaît que la texture de la rate est membraneuse et musculaire. Sténon (1671) félicite Malpighi, comme d'une heureuse découverte, d'avoir trouvé les fibres charnues. G. Bartholin (1676), qui n'avait pu voir les glandules, remercie l'auteur du moyen (la macération prolongée) qu'il lui a indiqué de les rendre évidentes. Enfin si dans le détail il n'est pas de fait qui n'ait ses détracteurs, il n'en est pas non plus qui ne trouve des apologistes; et, à tout prendre, Malpighi, à l'origine de sa découverte, dut légitimement croire qu'elle ne tarderait pas à réunir, dans son ensemble, l'assentiment général.

Comment se fait-il donc qu'une théorie appuyée sur un nom aussi imposant et fortifiée par un pareil cortège de témoignages, soit néanmoins à-peu-près tombée dans l'oubli ? C'est qu'elle a eu pour adversaire un homme d'une autorité non moins grande et dont la haute influence a pesé un demi-siècle sur l'Europe savante. C'est à cet investigateur, d'ailleurs si recommandable lui-même par la finesse et l'exactitude de ses observations, c'est à Ruysch qu'il faut s'en prendre; à Ruysch qui, dans les recherches sur la rate, comme dans la plupart des autres travaux de Malpighi, a eu assez d'autorité pour ébranler et neutraliser la foi que l'on avait eue jusqu'alors dans les conceptions de l'anatomiste italien, sans néanmoins avoir jamais complètement réussi à y substituer les siennes. Triste résultat de deux théories qui, quoique également vraies, se sont mutuellement annihilées, pour être demeurées exclusives, tandis qu'elles n'avaient qu'à s'harmonier et se fondre en une seule pour se compléter et se corroborer l'une par l'autre.

Ruysch (1696) commence par avouer son ancienne croyance à la théorie de son devancier : « Il est bien reconnu, dit-il, parmi nos contemporains, que la rate est remplie de petites glandules; tous conviennent que ces glandules ont été découvertes par l'incomparable anatomiste Malpighi, et ces faits sont acceptés déjà depuis nombre d'années. J'adhérais jadis à cette opinion, lorsque je faisais des démonstrations anatomiques à la manière vulgaire et telles qu'on les pratique ordinairement. Comme aux autres, il me semblait voir des glandules spléniques sous la forme de corpuscules ronds, distincts du tissu de la rate et enrichis de vaisseaux sanguins (1). »

(1) Admodum quidem famosum est apud neotericos, lienes glandulis scatere exiguis, easque ab incomparabili anatomico Malpighio esse detectas, unanimiter asserunt; illudque placitum a multis

« Mais en remplissant par ma méthode les vaisseaux sanguins *jusqu'à les rendre complètement turgides,* je n'ai trouvé dans la substance intacte de la rate humaine rien autre chose qu'une sorte d'agglomération d'artères, de veines, de vaisseaux lymphatiques et de nerfs, environnés et réunis par des membranes (1). »

Dans l'opinion de Ruysch, la rate ne renferme rien de particulier que « des prolongemens extrêmes des artères et des veines (2), et ce qui paraît représenter des glandules n'est rien autre chose que les susdits prolongemens, disposés en faisceaux et concentrés en corpuscules ronds, très mous et diffluens (3). » On voit, par ce passage, qu'en réalité Ruysch arrive à reconnaître les corpuscules; seulement il les suppose entièrement vasculaires et susceptibles de se dissoudre par une friction légère ou par la simple macération dans l'eau; distinction subtile, qui ne prouve rien contre la structure présumée des corpuscules et la nature de leur fonction, et change seulement une discussion de fait en une querelle de mots; car lors même que ces corps seraient glanduleux, ou, si l'on veut, auraient une fonction sécrétoire, il est clair qu'ils devraient, comme toutes les glandes, contenir des vaisseaux en grand nombre, dont le degré de cohésion ne changerait rien à leur organisation.

Quant aux cellules, il en nie l'existence: « Les prolongemens vasculaires, très rapprochés entre eux, n'interceptant ni solution de continuité visible, ni espace vide, ni cellule (4), comme cet aspect a été décrit par Malpighi et dessiné par Bidloo. Les fibres transverses n'existent pas non plus dans la rate humaine bien conformée (5). Enfin il a reconnu la perforation en crible de la veine splénique du veau et en donne deux figures (6). »

Tels sont les résultats plutôt négatifs que positifs du travail de Ruysch. Pour peu qu'on ait seulement vu une portion de rate injectée, il semble incroyable qu'un

jam annis viguit; huic opinioni olim quoque suffragabar, vulgari enim methodo cum instituerem demonstrationes anatomicas, tales, quales statuunt, mihi quoque videbantur occurrere glandulæ lienales, tanquam corpuscula rotunda per se subsistentia, vasculis sanguineis ditata. (Fred. Ruyschii, *Opera omnia.* Amstelodami, 1737. *Responsio ad Joh. Jac. Campdomercum, in epistolam de glandulis, fibris, cellulisque lienalibus*, t. II, p. 6.)

(1) Vasa sanguinea infarciendo meâ methodo, quibus in totum turgidis, integrum lienis humani constitutum nil esse deprehendi, nisi congeriem quandam arteriarum, venarum, lymphæ ductuum et nervorum, quæ membranis ambientibus coercentur. (*Loc. cit.*)

(2) Extremæ arteriarum venarumque propagines. (*Loc. cit.*)

(3) ..... et quod glandulas representare videantur, nulla alia est ratio, quam quod dictæ propagines fasciculatim dispositæ sint et in corpuscula molliora, succussiora atque rotunda redactæ. (*Loc. cit.*)

(4) Dictas propagines (considerandum) sibi invicem proximè esse adsitas, nulla intercapedine visibili superstite, aut spatio inani, aut cellula. (*Loc. cit.*)

(5) Itaque nullæ cellulæ, nullæ quoque fibræ transversales..... in liene humano bene constituto manifestantur. (*Loc. cit.*)

(6) T. II, Observatio C, tab. 95, fig. 83 et 84.

anatomiste du mérite de Ruysch n'ait jamais reconnu ce que le premier venu aperçoit tout d'abord, c'est-à-dire que l'injection solide des veines remplit et distend les cellules, reconnaissables aux îlots de matière pure qu'elles forment; aveuglement d'autant moins excusable de la part de Ruysch, qu'il était averti de l'existence du fait par la théorie même qu'il s'efforçait de combattre. Pourtant c'est ainsi, et les exemples de ce genre sont nombreux dans l'histoire des sciences.

En résumé, l'opposition de résultats entre les travaux de Ruysch et ceux de Malpighi n'est pas si grande que Ruysch lui-même le pensait, et les différences s'expliquent par la manière dont il procédait. Il admet les membranes, mais seulement comme enveloppes des vaisseaux, et, selon nous, avec raison, il rejette les fibres isolées qui font double emploi, à moins de les restreindre à des faisceaux musculaires de renforcement, comme l'a fait Malpighi dans son second travail. Nous avons vu aussi que Ruysch en fait reconnaître les corpuscules, car il ne nie pas leur existence, mais seulement leur structure glandulaire, et, pour tout esprit non prévenu, l'idée qu'il en donne ne fait que compléter l'opinion de Malpighi, au lieu de la détruire, comme il le supposait. Enfin, ce qui semble l'opposition la plus décisive, il nie positivement les cellules, fait le plus évident et aussi le plus capital, puisque c'est lui qui décide du reste de la texture; mais cette illusion signale le vice de sa méthode, l'injection préalable des vaisseaux, des veines surtout, à l'*état turgide*, comme il le déclare lui-même, devant effacer absolument tout espace ou l'empêcher de se produire. Je le répète donc, la comparaison de ces deux travaux, point par point, ne fait que justifier, en la complétant, la théorie de Malpighi.

Certes, si les contemporains avaient jugé les résultats obtenus par ces deux grands maîtres, avec le sang-froid et l'impartialité que l'on peut y mettre de nos jours, un accord raisonnable, et justifié par les faits, aurait eu bientôt terminé les débats, en confondant en une seule les deux théories ; mais il n'en a pas été ainsi. Ruysch, aveuglé par l'envie d'être original, croyait différer beaucoup de Malpighi; il le disait et il était cru. Le monde savant se trouva bientôt partagé en deux camps. Sur cette question, comme sur toutes celles qui concernaient l'anatomie de texture, l'école italienne reprochait à Ruysch de tout confondre avec les vaisseaux, en exagérant leur volume, et l'école hollandaise reprochait à Malpighi de n'avoir pas su s'aider suffisamment des injections. La première avait en commençant l'assentiment général, mais la seconde était soutenue par le nom toujours croissant, l'activité sans égale et l'influence vivante de Ruysch qui, pendant trente-sept ans, survécut à son glorieux rival. Le résultat de la constante opposition entre ces deux grandes renommées a été de répandre, parmi les savans, une indécision et une demi-incrédulité qui, réparties en même temps sur les divers points de la science, en ont singulièrement entravé les progrès.

Aussi, à partir de la mort de Ruysch (1731), nous allons voir les recherches reprendre encore, mais par l'abandon du microscope et la perte des procédés d'injection, les faits posés par Malpighi et Ruysch vont s'éteindre graduellement pour finir par la négation et l'oubli.

Winslow (1), qui écrivait son livre pendant que s'éteignait Ruysch, est le premier qui se présente. Il admet les cellules et les glandules de Malpighi; mais, ce qui pour nous est remarquable, il déclare que l'extrême petitesse de ces glandules, dans l'homme, nécessite pour les voir l'emploi du microscope. Comme observation originale et qui sera la dernière, il signale le mode de terminaison des ramifications des veines en un *tissu cotonneux*, transparent, d'une finesse extrême. Ce tissu, imbibé de sang épaissi, est le dernier souvenir de ce parenchyme des anciens auquel croyait encore Malpighi. Du reste, l'énoncé de Winslow est bien vague en comparaison de celui de Malpighi. L'auteur ne s'y exprime pas positivement sur le mode d'abouchement des veines et ne dit rien de la terminaison des artères, preuve qu'il ne croyait point à la théorie de l'anatomiste de Bologne. Quant aux cellules, il sait qu'elles communiquent entre elles et le prouve par l'insufflation qui, pratiquée à l'extérieur sur un seul point, détermine le gonflement de toute la rate.

En 1753, De La Sône (2), dans un long mémoire à l'Académie des sciences, très bien raisonné, mais dépourvu de faits véritablement nouveaux, expose avec soin les recherches de ses devanciers. Il admet positivement les follicules pulpeux et les cellules de Malpighi; mais il croit que l'apparence membraneuse des parois n'est due qu'à l'insufflation. Selon lui, ces parois sont formées de tissu cotonneux, puisqu'elles disparaissent par les lotions et la macération; elles sont soutenues par des fibres et des lamelles de tissu non pas musculaire, mais ligamenteux, blanches, compactes, élastiques et difficiles à rompre. Enfin, l'auteur n'affirme rien sur le mode de terminaison des vaisseaux, et renvoie, pour ce sujet, à un second mémoire qu'il n'a point fait.

Ainsi déjà, au milieu du dernier siècle, l'abandon du microscope se trahit par ses effets. Les résultats apparens à l'œil nu sur divers animaux, les cellules et les glandules sont reconnues; mais les faits plus délicats, le mode de terminaison des artères en grappes glandulaires, l'abouchement des veines dans les cellules, veineuses elles-mêmes, ne sont plus professées, et la composition des cloisons intercellulaires devient graduellement plus vague; bref, il faut constater une suspension dans les recherches.

Aussi ce n'est qu'après un demi-siècle que paraît, dans la thèse d'Assolant, un

(1) Winslow. *Exposition anatomique*, etc. Paris, 1732, p. 540.

(2) De La Sône. *Mémoires de l'Académie des sciences*, année 1754.

nouveau travail un peu remarquable sur la rate. Seulement, dans l'intervalle, et pour prouver jusqu'où s'étendait déjà l'oubli des recherches fines, je signale en passant, comme une expression de l'époque, l'opinion de son plus illustre représentant. Haller, qui admet les cellules, ne parle incidemment des glandules de la rate que pour en nier *à priori* la fonction sécrétoire, d'après cette mauvaise raison, bien peu digne d'un si grand esprit, qu'il ne peut y avoir de glandes là où il n'y a point de canaux excréteurs; comme si un produit sécrété ne pouvait absolument pas être emporté par les veines aussi bien que par un canal particulier.

J'arrive au travail d'Assolant (1), qui me paraît servir de base aux vagues idées que l'on professe aujourd'hui sur la rate. Cette thèse, fort distinguée, accuse évidemment la transformation que la science a subie pendant la dernière moitié du dix-huitième siècle et surtout sous l'influence contemporaine de Bichat. Généralités, propriétés physiques, examen de rapports, etc., tout ce qui tient à la grosse anatomie est très bien fait dans Assolant et témoigne des progrès apportés récemment à la méthode d'exposition et au style descriptif dans les sciences naturelles. Il en est de même des faits de physiologie et de pathologie. Mais à cette abondance de détails dans les faits d'expérimentation et d'observation visuelle succède la stérilité dès que l'auteur entre dans l'anatomie de texture.

Ainsi, outre les prolongemens fibreux de la membrane d'enveloppe, déjà signalés, il admet en plus des canaux fibreux nés de la scissure de la rate et qui accompagnent les vaisseaux dans leurs ramifications à l'infini. Mais pour lui l'élément fibreux ne se résout pas en membranes, car il nie positivement les cellules, qu'il regarde comme le résultat de déchirures interstitielles causées par l'insufflation. Pour les corpuscules, il est parvenu à les voir par la congélation dans le chien et le chat, mais il n'y croit pas dans l'homme. Quant aux vaisseaux, il ne dit rien de leur mode de terminaison, et, en général, de leur anatomie fine, mais on lui doit, à ce sujet, plusieurs observations intéressantes et qui corroborent la théorie que nous avons émise. Ainsi, l'injection d'une artère, avec de l'air, gonfle seulement une portion de la rate. Avec de l'eau, le liquide revient le plus souvent par la veine correspondante à l'artère et rarement par une autre branche artérielle, d'où il suit que chaque artère fournit à un département de la rate et ne s'étend pas au-delà par voie d'anastomose. Une expérience d'Assolant confirme ce résultat : la section d'une portion des vaisseaux de la rate a déterminé la gangrène isolée de la portion correspondante, le reste du viscère demeurant sain. Enfin l'auteur termine son travail par l'exposé des faits nombreux d'extirpation de la rate sur des chiens, qu'il a pratiqués et suivis pendant deux ans avec Dupuytren, et d'où il résulte que la moitié

(1) *Recherches sur la rate.* Paris, an x (1802).

de ces animaux aurait survécu sans aucune altération apparente des fonctions.

Ces expériences sont curieuses et leurs résultats singuliers, aussi ne s'étonne-t-on pas qu'ils aient agi fortement sur l'esprit de celui qui en était l'auteur.

Il ne sera peut-être pas inutile à l'objet de ce mémoire de dire ici un mot de ces expériences d'Assolant et Dupuytren, et de rappeler à cette occasion les autres faits connus d'extirpation de la rate.

Malpighi est le premier qui ait extirpé la rate. L'opération fut faite sur un jeune chien qui guérit, « mais il était devenu très vorace, courant après tout ce qu'on lui jetait à manger ; ses excrémens étaient naturels ; il pissait beaucoup et souvent » (1). Ce chien ayant été tué, le foie fut trouvé sain, mais plus grand qu'à l'ordinaire. Ruysch a renouvelé cette opération. Le chien, dans les premiers jours, ne pouvait ni boire ni manger sans vomir aussitôt; mais après la guérison, il dévorait sa nourriture avec une avidité extraordinaire et qui a continué depuis (2).

Trois faits analogues ont l'homme pour objet. Dans les *Transactions philosophiques* pour l'année 1738 (3), on rapporte le cas d'un chirurgien, nommé Ferguson, qui enleva, à un homme, la rate déjà froide, noire et gangrénée, après vingt-quatre heures de la hernie de ce viscère au dehors, par une plaie pénétrante de l'hypochondre gauche. Deux autres faits sont consignés dans la *Bibliothèque de Médecine*, de Planque (4). Dans tous les deux, il s'agit également de blessés sur lesquels la rate herniée fut enlevée, chez l'un, en entier, après trois jours, chez l'autre, en partie seulement, le lendemain. Il est dit, à la suite de ces trois observations, que les malades guérirent parfaitement, mais sans autre explication.

J'arrive aux expériences d'Assolant et Dupuytren.

« Dans l'espace de deux ans on a dératé quarante chiens des deux sexes, dans toutes les saisons, à toutes les époques de la vie..... Le plus ordinairement les chiens mangent et sont peu malades jusqu'au troisième jour ; la fièvre se déclare pour lors ; la moitié à-peu-près meurt du quatrième au septième ou huitième jour. »

Chez ceux qui survivent on n'a observé aucune altération apparente des fonctions. La génération elle-même continue. Les mâles exercent la copulation. A cette occasion, Assolant rapporte que Geoffrion a vu pleine une chienne dératée, et qu'un fait semblable est consigné dans Haller. Enfin M. Segalas m'en a rapporté un autre qui lui est propre.

(1) *Discours anatomique sur la structure des viscères*, trad. franç., in-12, 1687, p. 236.

(2) « Primis à sectione diebus, nec cibum nec potum appetebat, subindè vomendo. Post hosce dies cibum avidissimè devorabat, quem admodum in hunc usque diem. » Ruyschii, *Op. cit.* Observ. 66, t. I, p. 66.

(3) N° 451, art. III, p. 263.

(4) T. IX, in-4°, p. 702, 703.

Je termine cette digression, qui m'a paru importante, parce que ces faits d'extirpation de la rate sans que la mort s'ensuive, en répandant des doutes sur l'utilité de ce viscère, ont beaucoup contribué à l'oubli dans lequel les anatomo-physiologistes ont laissé la rate et ses fonctions.

Une observation importante a été faite par les deux premiers expérimentateurs, Malpighi et Ruysch ; c'est celle de l'extrême voracité des chiens dératés. Ce fait, à la vérité, n'est point relaté par les autres, mais il n'est point nié non plus ; il est donc incertain s'il a existé. Il motiverait pourtant, à ce qu'il me semble, une nouvelle série d'expériences, car rien ne concorderait mieux avec la fonction de la rate, comme organe d'hématose, dérivée de sa texture anatomique, que cette voracité ou, en d'autres termes, ce besoin d'une plus grande masse d'alimens, après l'ablation de l'un des organes qui concourent à former le liquide nutritif. Je consigne ici cette remarque dont je n'ai pas voulu tirer parti dans mes conclusions, n'étant pas assez certain de la réalité des faits qui lui ont donné lieu.

Un dernier travail (1828) est celui de M. J. Artaud, qui tend à faire considérer la rate comme un appareil électrique (1), mais je ne m'y arrêterai pas, cette théorie étant plutôt le résultat d'une hypothèse physiologique que de véritables recherches anatomiques.

Enfin, si je suis bien informé, l'observation la plus récente qui ait été faite sur la rate, est celle d'un jeune micrographe, M. Gluge, qui a pu distinguer les corpuscules sur une rate humaine enflammée.

En résumé, à partir de 1700, où il semblait que la théorie de Malpighi dût être définitivement acceptée, on la voit au contraire décroître graduellement par intervalles de quinze à vingt ans dans chaque nouveau travail *ex-professo* sur la texture de la rate. Ruysch, qui admet les membranes, nie les fibres et les cellules, donne une autre sens aux granulations et transforme la théorie du système capillaire. Winslow signale le tissu cotonneux, admet les cellules et les granulations, mais ne parle plus des capillaires artériels et veineux. De La Sône pense comme Winslow, et n'y ajoute que l'élasticité du tissu fibreux. A l'époque de Haller, déjà la science ne reconnaît plus que les cellules et les granulations. Un peu plus tard, Assolant nie les cellules. Le continuateur de Bichat et Boyer n'ont plus d'opinions. M. Artaud vient donner une théorie toute différente. Enfin que professe-t-on dans les livres les plus modernes et qui servent aujourd'hui à l'enseignement dans les écoles? J.-F. Meckel nie les cellules, et M. Cruveilhier les granulations dans l'homme.

De tout le travail de Malpighi, que reste-t-il donc aujourd'hui d'incontesté? Un fait unique, la porosité des veines, assez vague, mal interprétée, mais du moins

(1) *Journal des progrès des sciences médicales* (1839).

généralement reconnue. Tout le reste est entièrement oublié; mais surtout, ce qu'il faut signaler dans tous les auteurs, c'est, avec la négation ou l'adoption partielle de tels ou tels faits, leur désaccord entre eux, leur isolement de l'ensemble, leur parfaite insignifiance et l'absence complète de toute théorie anatomique et physiologique de texture.

Je crois donc avoir rendu un service à la science par les nouvelles recherches que j'ai consignées plus haut sur la rate, comme j'accomplis un acte de conscience en restituant à Malpighi la portion si importante de découvertes qui lui appartient. Évidemment il y a ici deux parts : à Malpighi, l'appareil vésiculaire dans sa signification la plus générale; au travail que je publie, l'appareil glanduleux. Mais s'ensuit-il que, dans toute cette longue suite d'observations sur l'appareil vésiculaire, je n'aie moi-même plus rien à réclamer? J'espère que l'on en jugera autrement. Ce travail, je l'ai fait; je l'ai fait tout aussi original que si aucun autre n'y eût songé avant moi. Je l'ai amplifié par un grand nombre de recherches et de découvertes complémentaires sur les divers élémens anatomiques poursuivis et caractérisés dans leur nombre, leur nature, leurs formes, leurs divisions, leur composition organique, au point que cet ensemble suffirait pour constituer une œuvre originale. J'en ai relié d'une manière plus intime les détails en un système que complète l'appareil glanduleux inconnu de Malpighi. Je donne comme positifs, avec les pièces à l'appui et les dessins microscopiques d'après nature, un certain nombre de faits, importans pour la théorie, que Malpighi lui-même, mal servi par les moyens d'investigation de son époque, n'a pu dégager du vague inséparable d'une science encore au berceau; j'élague, après vérification et discussion, les faits erronés, et je montre là où ce grand homme a substitué, par l'entraînement du sujet, l'hypothèse à l'observation. Enfin je rends à la science, épuré, accru et confirmé, tout un beau travail oublié de nos jours.

Si, dans cette communauté d'efforts, à près de deux siècles de distance, dans une même œuvre, la part que je réclame est beaucoup plus considérable, celle de Malpighi est assurément plus originale et par cela même plus importante, parce que déjà elle fixait la texture de la rate, et que les souvenirs qui en étaient restés m'ont guidé, même à mon insu, en me fournissant les premières données du problème à résoudre.

Éclairé par le sort des travaux de Malpighi, dont, par une contradiction si commune dans l'histoire de l'esprit humain, le nom et l'autorité semblent restés d'autant plus grands que ses titres à l'illustration sont plus contestés ou moins généralement connus, je ne sais si ce nouveau travail parviendra à vaincre l'insouciante incrédulité des esprits, même les plus distingués, pour ces études microscopiques, jusqu'à ce jour si négligées, quoique si positives quand elles sont bien faites. Mais si mes efforts étaient assez heureux pour faire triompher cette théorie de la structure intime de la rate, dans laquelle Malpighi réclame, à bon droit, une si large part, outre la satisfaction d'avoir éclairci l'un des points les plus obscurs de l'anatomie, je croirais avoir été utile en invitant le public savant à étudier de nouveau le grand maître dont les œuvres sont comme une mine féconde d'où l'on peut encore exhumer tant de faits précieux pour les progrès de la science.

TROISIÈME PARTIE.

PROBABILITÉS SUR LES FONCTIONS DE LA RATE.

Je viens de terminer la tâche que j'avais dû m'imposer. J'ai rempli le devoir de l'anatomiste. Dans ce qui précède, la science que je professe a réalisé tout ce que l'on doit en attendre en fournissant une théorie complète de texture. J'établis à part ce travail dont la certitude, pour moi, est irrécusable, à quelque erreur possible que puisse donner lieu son interprétation : mais appuyé sur cette base inébranlable, et sans prétendre marcher avec la même assurance dans le ténébreux domaine de la physiologie, je me demande: que résultera-t-il de ce travail? Car l'anatomie microscopique ne serait qu'une science de vaine curiosité si elle ne servait à éclairer les mystères de la physiologie, de même que la physiologie n'est qu'un tissu de fables quand elle oublie de s'appuyer sur l'anatomie. C'est la marche naturelle de ces deux sciences de s'isoler et de se rapprocher tour-à-tour, et de se devancer alternativement pour s'harmonier ensuite, se corroborer et confondre leurs témoignages dans le but commun de faire surgir une vérité nouvelle. Ainsi donc la texture de la rate, telle que nous l'avons établie, ne fournit-elle aucun indice probable sur les fonctions de ce viscère? J'ai à cet égard une conviction, et je vais essayer de la faire partager, mais avec toute la réserve que l'on doit apporter à une simple opinion dont les preuves, quoique fortifiées par la chimie et la pathologie, ne sont véritablement positives qu'en anatomie, et surtout lorsqu'il s'agit de combattre des préventions contraires, appuyées sur des preuves négatives obtenues antérieurement par la physiologie expérimentale.

Je passe provisoirement sous silence les nombreuses opinions, toutes gratuites, consignées dans Haller et reproduites par Assolant, que l'on a élevées sur les fonctions de la rate. Des idées *à priori*, des aperçus vagues ne sauraient me suffire. Dans un sujet où il n'existe d'autre fait certain que la présence d'un organe, c'est à cet organe lui-même que je demande la raison de sa propre existence; en d'autres termes, là où la physiologie se fait défaut à elle-même, c'est par l'anatomie que je cherche à y suppléer.

Or, que dit la texture de la rate?

Deux sortes d'appareils s'y rencontrent, l'un vésiculaire, l'autre glanduleux. Pour le second, point de doute; c'est un appareil lymphatique. Je n'ignore pas que, à un examen rigoureux, on ne trouverait encore là qu'une difficulté reculée, car on peut demander qu'est-ce que les lymphatiques? Mais il ne faut pas aborder toutes les questions à-la-fois, et surtout une question générale pour l'organisme à propos d'un fait de texture locale. Si les fonctions du système lymphatique ne sont pas encore nettement précisées, du moins on a lieu de croire, et on sait, en quelque sorte, que ces fonctions existent et même qu'elles jouent un rôle important dans le grand phénomène de l'hématose. Enfin, supposé même que l'on nie la certitude de ces premières notions acquises, la question étant la même pour la portion splénique que pour toutes les autres parties du système lymphatique, il n'y a toujours point à m'y arrêter.

Reste l'appareil vésiculaire. Qu'y trouve-t-on? Des cellules, dans lesquelles les veines s'ouvrent par de larges orifices, sont circonscrites par une paroi membraneuse. Cette membrane renferme des granules et un système capillaire très fourni, d'où surgissent des myriades de corpuscules vasculaires, aboutissant des capillaires artériels et point de départ des capillaires veineux et lymphatiques. Les cellules sont remplies d'un liquide composé de globules de différentes sortes en suspension dans le véhicule aqueux.

Voici donc un organe formé de corpuscules, ou disons avec Malpighi, de glandules avec leurs vaisseaux et un produit de sécrétion bien distinct et spécial, versé dans des milliers de petits réservoirs représentant, comme je l'ai dit, autant de vésicules sécrétoires, dont le liquide est évidemment repris par les veines, et en partie, également par les lymphatiques. Je le demande: quel autre appareil sécréteur est-il mieux prouvé pour l'anatomie, et je dirais aussi, pour la physiologie et la chimie; car, où seraient les preuves de ces trois sciences, si une organisation sécrétoire spéciale et un fluide particulier n'en sont pas?

Je conçois que l'on puisse poser cette objection: qu'une texture assez significative de la rate, avec une fonction spéciale, ayant déjà été trouvée, mais non acceptée, il semble que ce soit un fort argument que cette opinion n'a été rejetée que parce qu'elle n'a pu supporter l'examen. Je crois le contraire. Grâce à Ruysch, la théorie de Malpighi est avortée mais non jugée. Je n'en fais aucun doute si, à son apparition, le travail de cet illustre anatomiste avait été appuyé par toutes les preuves que nous avons fournies plus haut, la fonction sécrétoire quelconque de la rate, depuis un siècle et demi, serait acceptée dans les esprits aussi bien que les théories de la circulation, de la respiration, des sécrétions partielles et que tant d'autres qui ont été fixées à cette époque.

Pourquoi refuserait-on la fonction sécrétoire aux corpuscules de la rate, puisqu'on l'accorde si librement aux corpuscules du foie, du rein, etc.? C'est donc uniquement parce qu'ils ne s'ouvrent pas sur une membrane muqueuse, soit directement comme les follicules muqueux, soit par un canal ou arbre sécréteur comme les glandes.

Elle serait fort étroite et mesquine cette idée de ne reconnaître de sécrétion que sur les membranes muqueuses. La rate a évidemment pour canal excréteur sa veine et peut-être ses lymphatiques. Qu'en résulte-t-il? que les veines se présentent ici sous un aspect nouveau pour l'observateur. Mais ce point de vue est-il aussi singulier, ce fait est-il aussi exceptionnel pour l'organisme? La réflexion la plus légère suffit pour montrer le contraire. En effet, quelle différence si grande y a-t-il entre la veine splénique apportant au foie le produit d'une élaboration spéciale des glandules de la rate, et les autres veines abdominales apportant au même viscère les résidus ou les divers produits d'élaboration des follicules du tube intestinal? N'est-ce pas ici un flambeau pour guider dans les recherches sur beaucoup d'autres organes dont la fonction est encore un mystère; le corps thyroïde, les capsules surrénales et surtout les ganglions lymphatiques où, comme plus tard j'espère le démontrer anatomiquement, il est probable que les veines jouent aussi le rôle de canaux excréteurs?

En outre, à un examen réfléchi, est-ce que les veines et les lymphatiques, en un mot, est-ce que l'appareil absorbant ne fait pas partout l'office d'appareil excréteur de tous les tissus, pour tous les liquides et les résidus des diverses nutritions? Car, enfin, qu'est-ce qu'une sécrétion? Évidemment, comme le mot l'indique, la *séparation* d'un liquide des élémens du sang artériel. Or, en ce sens, tout est sécrétion, car partout le travail organique se compose de la soustraction d'une portion liquide et de la formation d'un ou de plusieurs résidus. Quelle différence fondamentale y a-t-il entre ces sécréteurs et les autres? Je n'en vois qu'une. Que les organes sécréteurs, ainsi nommés, charrient des liquides excrémentitiels, du moins en partie, des liquides qui ne doivent pas rentrer en nature dans les voies de la circulation générale; tandis que les veines et les lymphatiques sont, par rapport aux divers tissus, les voies excrétoriales communes des liquides qui doivent rentrer dans les voies circulatoires; de ceux, en un mot, qui n'ont pas rempli toutes leurs fonctions, qui n'ont pas donné leur dernier produit dans l'organisme, et sont encore en partie assimilables ou réservés à de nouvelles élaborations.

D'après ces diverses considérations et en prenant pour base d'une déduction légitime ce que nous avons reconnu de la structure intime de la rate, de l'examen microscopique du liquide vésiculaire et du peu que nous savons sur sa composition chimique, il me paraît que les deux appareils représentent deux grandes fonctions spéciales.

1° *L'appareil vésiculaire* semble bien faire subir au sang artériel une élaboration particulière qui le convertit en liquide splénique. Mais qu'est-ce que ce liquide, quels en sont les organes sécréteurs et quelle est sa destination? Rien de plus simple que de conclure avec Malpighi qu'il est sécrété dans les vésicules et qu'il constitue un élément préparatoire indispensable à la sécrétion de la bile dans le foie. Sans doute cet usage existe, mais est-il le seul? Je ne le crois pas. Voici à ce sujet ce que m'inspire l'ensemble de la texture anatomique. On le voit, cet énoncé n'est qu'une simple opinion de ma part que chacun est libre d'admettre ou de repousser; mais je le présente néanmoins, parce que, à mon avis, une opinion déduite de la texture mérite un examen sérieux, et ne peut être prise pour un stérile jeu d'imagination; c'est une base de théorie déjà fondée sur des preuves positives et, par cela même, une proposition raisonnable qui s'offre à toute vérification.

Ainsi donc, en considérant la structure de la membrane vésiculaire, on est induit à croire que c'est ce champ granulo-capillaire qui sécrète le liquide déposé dans les vésicules. Y a-t-il aussi une portion de sang pur versée par des rameaux artériels béans, comme le croyait Malpighi? Je l'ignore, puisque je n'ai rien pu constater de semblable; mais le mélange de globules sanguins dans le liquide splénique est propre à justifier cette opinion dans le sens anatomique, comme il milite également en faveur d'une autre opinion de nature physiologique, sur laquelle je reviendrai plus loin, et qui fait revêtir au globule sanguin sa forme dans le tissu de la rate.

Au reste, une fois le liquide splénique déposé dans les vésicules, est-il immédiatement emporté par les veines qui s'y ouvrent, ou subit-il dans ces cavités une nouvelle élaboration? Je pense que c'est cette dernière opinion qui est la plus probable. Tous les anatomo-physiologistes ont signalé la grande capacité du système veineux de la rate, et ont cru à la stase du sang veineux dans cet organe. Burdach même croit cette condition nécessaire aux qualités que doit revêtir, pour contribuer à la sécrétion de la bile, le sang splénique qu'il appelle veineux au plus haut degré. Mais même en admettant cette conclusion, si je ne me trompe, il s'opère préalablement une seconde élaboration du liquide splénique dans les vésicules, et les agens en sont les corpuscules vasculaires flottans dans ces cavités. Je dirai plus loin ce qu'il me semble que l'on peut présumer à cet égard. Constatons seulement que ces organules doivent avoir une influence sur la composition chimique du liquide dans lequel ils baignent. Ce ne serait donc que le résidu de cette seconde élaboration qui serait emporté par les veines et aussi par les lymphatiques. Mais ce liquide qui doit contribuer aux fonctions du foie aurait déjà servi à une première fonction purement splénique, dont l'accomplissement se continue dans les veines de l'organe que nous avons vues devoir être assimilées à la texture des vésicules dont elles sont composées.

En second lieu vient l'*appareil lymphatique* de la rate qui, jusqu'à présent, vu l'excessive ténuité de ses organes, avait échappé aux recherches de tous les anatomistes, quoique tous aient vu et décrit les troncs lymphatiques en grand nombre qui sortent par la scissure de la rate, ou qui rampent à sa périphérie dans ses enveloppes. J'ai montré le volume énorme, glanduleux et vasculaire, que réclame l'élément lymphatique dans la structure de la rate, et la juxtaposition intime de cet organe avec l'autre élément vésiculaire. Or, il est impossible qu'une pareille disposition n'ait point un objet de première importance.

Reprenant ce que nous avons dit plus haut, nous avons vu le liquide splénique sécrété par la membrane vésiculaire de texture granulo-vasculaire et déposé dans les vésicules où il est modifié par un nouveau travail des corpuscules vasculaires flottans, soit que ceux-ci opèrent sur le liquide splénique ou, ce qui est plus probable, qu'ils y mêlent un nouveau produit. Dans cet état, il entre sous l'action du système lymphatique, dont les myriades de capillicules composent en grande partie la membrane vésiculaire et les corpuscules flottans, et rapportent avec les résidus de l'élaboration de ces organules une portion quelconque séparée du liquide splénique. Ce n'est qu'après ce départ que ce liquide lui-même devient élément du sang veineux splénique. L'autre portion, charriée par les lymphaticules, entre dans le système sans fin des petites glandules et des vaisseaux lymphatiques où s'opère une autre élaboration toute différente de celle de l'appareil vésiculaire et dont le produit est versé dans le système lymphatique, tandis que certains résidus sont repris par les veinules dans les glandes, et vont former par leur mélange, avec le liquide vésiculaire, le *sang veineux splénique* proprement dit, celui qui désormais n'a plus d'autre objet que de se mêler au sang des veines mésaraïques pour servir en commun d'élémens à la sécrétion de la bile, ou, d'une manière plus précise, aux fonctions quelconques du foie.

Voici donc deux produits principaux d'élaboration sortis de la rate. On a pu trouver tous ces détails fort complexes sans qu'ils précisent rien de positif, et cependant je n'ai pas tout dit. Que serait-ce si, acceptant toutes les questions que provoque la texture, il fallait se demander la part spéciale que réclament la granule et le capillaire sanguin, celle de la glande lymphatique et de ses vaisseaux, considérés eux-mêmes comme organes fonctionnels? Quelle est la composition de chacun de ces divers liquides? Quelles sont les modifications qu'ils s'impriment mutuellement les uns aux autres et la destination ultérieure des derniers produits dans le foie et dans le sang veineux de la circulation générale, etc., etc.? Je m'arrête devant ces questions, car il y en aurait trop à faire. A quoi bon les poser, dira-t-on, si vous les reconnaissez insolubles? Hé! vraiment parce qu'elles surgissent d'elles-mêmes de l'ensemble de ce travail, et qu'elles sont générales dans l'organisme; parce que, sans se laisser abattre en voyant tout ce qui est à faire, il est bon néanmoins de constater et de nous avouer à nous-même que le champ qui reste à explorer pour la science est bien autrement vaste que celui qu'elle a déjà parcouru ; en un mot, je pose ces questions, parce qu'elles existent, et que de les passer sous silence ne sert à rien, tandis qu'en les abordant de front, il y a du moins quelques chances de lever, par de nouvelles recherches, un coin du voile épais qui les couvre. Je reprends :

Si la physiologie expérimentale et la chimie ont été jusqu'à ce jour impuissantes à poser une hypothèse quelconque sur les usages de la rate, voici du moins la texture qui vient de nous accuser deux genres d'élaboration. Voyons si, dans les opinions émanées de sources d'informations différentes ou trouvées par induction, les auteurs ne nous diront rien qui ait rapport aux résultats généraux que nous venons d'entrevoir. C'est encore par l'anatomie que vont nous venir de nouveaux renseignemens sur les fonctions spléniques, car toutes les opinions auront pour base l'aspect physique ou l'examen microscopique des liquides contenus dans la rate.

Il est bien inutile de réfuter toutes les puérilités qui ont été dites sur la rate comme organe sécréteur de l'atrabile (Galien), d'un suc excitateur des mouvemens du cœur (Perrault), de l'humeur synoviale (Clopton Havers) ; d'un liquide propre à adoucir la bile (Mead), à échauffer le sang (Harvey), ou à l'atténuer (Cowper) ; comme siége du rire (Pline), de l'âme sensitive (Van Helmont), ou d'un certain esprit prolifique ; enfin comme *diverticulum sanguinis,* élément de pondération avec le foie (Lieutaud), ou auxiliaire de l'estomac dans la chymification, etc., etc. Elaguant à dessein toutes ces vaines hypothèses, sauf à revenir sur les deux plus anciennes qui, sous un certain aspect, ne me semblent pas dépourvues de fondement, je ne m'attache préalablement qu'aux opinions toutes nouvelles qui cherchent une fonction sérieuse dans la rate, et je constate, de prime abord, deux tendances parallèles, dont l'une fait de la rate un organe d'élaboration lymphatique, et l'autre un organe d'élaboration sanguine (1). C'est une association des deux qui résulterait de mes observations sur la texture : on le voit, j'attaque la question de front.

1° Comme *organe lymphatique,* d'après une opinion déjà ancienne, puisqu'elle est consignée dans *Haller* (2), la rate sécrète un liquide qui est repris, soit par les lymphatiques, soit par les veines, pour servir à la formation du sang. *Tiedemann* pense, d'une manière vague, que la lymphe de la rate concourt à l'assimilation. *Hewson* (3) a remarqué que cette lymphe, chez les bœufs et les chiens, se distingue de celle des autres parties du corps par une couleur plus rouge et une grande coagulabilité. La

(1) Consultez à ce sujet C. F. Burdach. *Traité de physiologie*, considérée comme science d'observation, t. 9, p. 584-7.

(2) *Elém. phys.*, t. 6, p. 423.

(3) *Experimental inquiries*, t. 3, p. 110.

même observation a été confirmée par *Tiedemann* sur les chiens et les chevaux, et par *Muller* sur les différentes espèces de ruminans.

2° Comme *ganglion sanguin*, *Hewson* avait cru trouver des globules rouges de sang dans la lymphe splénique, et joignant cette observation à plusieurs autres, il en avait déduit cette théorie générale que les noyaux des globules sanguins, formés dans le thymus et les glandes lymphatiques, se revêtent, dans la rate, d'une enveloppe et de la matière rouge colorante (hématosine) qu'il supposait sécrétée par les artères spléniques. Ces globules étant ainsi parvenus au terme de leur développement par l'élaboration propre de la rate, seraient repris par les lymphatiques et transportés par le canal thoracique dans la circulation générale. *Arnold* (1) a trouvé dans la lymphe splénique, même incolore, outre les globules lymphatiques, une foule de corpuscules absolument identiques, pour la forme et le volume, avec les globules du sang; et il en conclut que des globules sanguins sont formés dans la rate. *Schultz* (2) par des observations contradictoires avec celles d'Arnold, ayant cru remarquer que les globules lymphatiques sont très rares dans la lymphe splénique, tandis qu'il y aurait trouvé en abondance des globules du sang *en train de se produire*, croit devoir en inférer que les globules du chyle, charriés dans le sang, se déposent et se transforment dans la rate.

Enfin, M. A. *Donné*, dans son Mémoire sur la *Formation des globules du sang*, lu récemment à l'Académie des sciences (3), arrive à des conclusions dont voici la substance :

Le sang renferme trois sortes de globules :

1° Des *globulins* de $\frac{1}{300}$ de millimètre de diamètre, qui ne paraissent autres que les globulins du chyle; 2° des *globules blancs*, incolores, sphériques, frangés, granuleux, constitués en vésicule par une enveloppe qui renferme trois à quatre granulations solides. L'auteur pense que les globules blancs ne sont que le produit des globulins qui ont revêtu une enveloppe, et circulent ensuite avec le sang; 3° des *globules rouges* lenticulaires, ou globules sanguins proprement dits, résultat de la transformation des globules blancs qui s'aplatissent et se colorent.

« La rate, ajoute M. Donné, paraît être spécialement chargée de cette transformation; c'est du moins dans cet organe qu'on trouve le plus grand nombre de globules blancs à tous les degrés de transformation. »

Ce travail de M. Donné, outre son importance dans la théorie générale de la sanguification, en offre une particulière, en ce qui concerne la rate, parce qu'il com-

(1) *Lehrbuch der Physiologie*, t. 2, p. 164, et dans Burdach, t. 9, p. 587.

(2) *Das System der Circulation*, p. 47, et dans Burdach, t. 9, p. 587.

(3) De l'origine des globules du sang, de leur mode de formation et de leur fin. — *Comptes rendus de l'Académie des sciences*; séance du 7 mars 1842.

plète, au moins comme une hypothèse probable, ce que d'autres avaient déjà présumé sur la fonction hématogénique de ce viscère, et qu'il relie cet aperçu avec ce que l'on sait déjà d'autre part sur la composition organique et le mode de formation du sang.

De tout ce qui précède, il résulte que loin d'être aussi stérile qu'on le suppose ordinairement, la science, depuis un certain nombre d'années, s'est graduellement enrichie, concernant les usages de la rate, d'un certain nombre d'infirmations qui toutes sont basées sur des observations microscopiques. Comment se fait-il donc que dans les livres qui se publient on ne daigne même pas rapporter ces opinions, et que l'on ne professe absolument rien à cet égard dans l'enseignement? C'est que, surtout avant le dernier travail que je viens de citer, toutes ces données éparses, et plus ou moins contradictoires, manquaient également des contre-preuves que doivent fournir l'anatomie microscopique, la chimie et la physiologie pathologique, et n'avaient qu'une valeur d'hypothèse *à priori*. Presque tout le monde les ignore; le petit nombre de ceux qui les connaissent les ont lues sans y croire et les oublient. J'ai fait, à ce sujet, comme les autres, et, en commençant mon travail, je n'avais, je le déclare, aucune opinion sur les fonctions de la rate. Mais après avoir été éclairé par la texture, en relisant les auteurs et reliant entre eux, les aperçus assez vagues qu'ils renferment, ce n'est pas sans surprise que j'y ai reconnu, à travers des débats contradictoires, les élémens d'une même opinion, qu'une étude plus avancée permet aujourd'hui de résumer dans la proposition suivante: la rate est un organe d'hématose, chargé de contribuer à la formation du globule sanguin, fonction qu'elle remplit concurremment avec d'autres organes, et en particulier les glandes lymphatiques, considérées *à priori,* en raison de leur position sur les trajets circulatoires de la lymphe, comme devant avoir une texture et des fonctions analogues. Comme conséquence, ce ne serait qu'en qualité de détritus que le sang veineux splénique irait servir ultérieurement, avec celui des veines mésaraïques, à la sécrétion de la bile dans le foie.

Telles sont les déductions auxquelles a conduit l'examen microscopique du liquide, de la lymphe et du sang veineux spléniques, comparés avec le sang et la lymphe de la circulation générale. En rapprochant ces résultats avec ceux que nous a fournis la texture, on voit que ces deux élémens d'analyse microscopique se corroborent mutuellement. Si chacun d'eux est insuffisant pour autoriser à conclure, la réunion de leurs témoignages est bien près d'amener une conviction. D'une part les liquides, sans pouvoir en faire deviner le mécanisme, montrent cependant, par leur aspect physique, une modification particulière imprimée au sang et à la lymphe. D'autre part la texture, si elle ne précise pas l'espèce de fonction pour laquelle elle est instituée, prouve au moins l'existence d'une double élaboration sanguine et lympathique dans la rate.

De ces rapprochemens, il ressort positivement que la rate est un organe modificateur ou formateur des principes du sang, dont la fonction spéciale, très probable, est, sinon d'opérer seule, du moins de concourir pour une part considérable à la confection des globules du sang; fonction, ajouterais-je, qu'elle partage avec les glandes lymphatiques, et dans laquelle elle peut être, jusqu'à un certain point, suppléée par ces derniers organes.

Que si, malgré les apparences des diverses espèces de globules que renferment les liquides de la rate, nous n'osons, à l'exemple de M. Donné, offrir comme absolument positive et dire en quoi consiste cette transformation des globules du sang, cela tient à la rigueur de l'esprit scientifique de notre époque, qui n'affirme pas tant qu'il reste une preuve à produire. Or, ici, pour prononcer que les organules spléniques revêtent le globule, soit d'une enveloppe, soit d'une matière colorante ou de tous les deux, on manque encore de preuves chimiques et physiologiques et même d'observations microscopiques plus nombreuses et plus détaillées. Toutefois, au point où le double examen anatomique des liquides et de la texture a porté la question, elle est assez avancée pour espérer que de nouvelles recherches en chimie et en physiologie en amèneraient promptement la solution.

Au reste la pathologie me fournit également, sur les fonctions de la rate comme organe d'hématose, des argumens qui ne me paraissent pas sans valeur.

Les écrivains de tous les temps et de tous les pays ont signalé la pâleur et l'atonie qui résultent de l'empoisonnement miasmatique, et leur coïncidence avec certaines altérations de la rate. Cet état, je dirais presque de chlorose et d'anémie, est le caractère général des populations qui habitent les pays marécageux, la Sologne, certaines vallées de la Suisse et de la Hongrie, les plages basses du littoral de la mer en Hollande, à Rochefort, en Lombardie, en Corse, à Rome, en Égypte, au Sénégal, à la Louisiane, à la Guyane, etc. En général, partout où il existe des eaux stagnantes, au voisinage de la mer, des lacs et des cours d'eau; partout où se trouvent réunis, avec de grands amas de détritus végétaux et animaux, les deux conditions de la chaleur et de l'humidité.

Cette constitution atmosphérique, résultat de l'évaporation et de la putréfaction développées sous l'influence solaire, se présente d'autant plus délétère que la chaleur est plus permanente et plus intense. Sous les tropiques surgissent la peste, la fièvre jaune, le choléra asiatique, où les organes digestifs et l'appareil lymphatique semblent frappés de dissolution ou en quelque sorte de sidération. Dans les climats moins chauds apparaissent les fièvres intermittentes pernicieuses, qui portent aussi leurs effets sur les mêmes appareils. Dans les climats tempérés ou même septentrionaux, se développent les fièvres intermittentes automnales qui succèdent aux chaleurs caniculaires, où la rate, parmi les viscères, et aussi les glandes lymphatiques, paraissent plus spécialement affectées. Tous ceux qui ont écrit sur la rate et ses maladies, Grew, Strickeley, Rolof, Portal, etc., tous ceux qui ont écrit sur les fièvres intermittentes, les uns et les autres accusent également, comme l'effet le plus ordinaire de ces fièvres, le gonflement et, suivant la durée de la maladie, le ramollissement ou l'induration de la rate, comme si cet organe, jouant un rôle essentiel dans l'hématose, se trouvait plus prochainement affecté que les autres par le fait de l'*empoisonnement sanguin respiratoire*, et concourait, par la gêne ou l'extinction de ses fonctions, à l'état de langueur physique et morale qui résulte de la respiration habituelle d'un air chargé de miasmes en suspension dans la vapeur d'eau. Ajoutez à ces considérations, où nous voyons marcher de pair la rate et les glandes lymphatiques, que, tandis que la chaleur humide, par une imprégnation toxique, affecte ces organes d'une certaine manière suraiguë, c'est par l'influence du froid humide que se développent, sous la forme chronique, les rhumatismes, les affections tuberculeuses et les engorgemens de l'appareil lymphatique et de la rate elle-même, qui caractérisent les scrofules.

Pour conclure, de tous ces faits, il ressort en pathologie un nouvel argument, pour établir l'analogie entre la structure et les fonctions de la rate et des glandes lymphatiques, considérées à-la-fois comme organes d'hématose, et pour asseoir la probabilité que ces deux espèces d'organes puissent, jusqu'à un certain point, se suppléer réciproquement dans l'organisme.

Enfin, comme un dernier mot, j'ai à revenir sur une fonction des corpuscules flottans que j'ai cru entrevoir, mais que je relègue en dernier lieu comme purement hypothétique.

J'ai déjà fait remarquer, dans la partie anatomique, combien la rate humaine, pour une même texture, est complexe, comparée à celle de l'animal. Semblables à ces statues, copiées sur le modèle de l'artiste, mais sorties brutes de la main de l'artisan praticien, et où le savant ciseau du statuaire détache dix plans dans un plan, creuse vingt plis dans un pli, et par la perfection des détails et leur harmonie avec l'ensemble, achève de donner la vie à son ouvrage : ainsi, dans l'organisme, les rates d'animaux, surtout celles des herbivores, avec un même nombre d'élémens, ne sont, pour ainsi dire, que des ébauches comparées avec la rate humaine. En considérant combien les organules, quoique beaucoup plus petits, y sont bien autrement précis et multipliés, combien l'organe, dans son ensemble, paraît en quelque sorte travaillé de nouveau et perfectionné ; en voyant avec quelle promptitude la rate humaine s'altère dans le sujet vivant, se putréfie, et je dirais presque se dissout à la mort, relativement au même organe dans les animaux et aux autres viscères dans l'homme ; à tel point que le ramollissement, la déchirure et la putrescibilité en rendent l'injection si difficile chez l'homme; en tenant compte de l'excessive délicatesse de ses organules, et qui est telle, dans les corpuscules flottans en particulier, que je ne connais que la substance nerveuse qui puisse lui être comparée sous ce rapport; d'après, dis-je, tant de caractères de haute animalisation qui assimilent le tissu de la rate aux produits les plus élevés de l'organisme, je me suis demandé si, indépendamment d'une double élaboration lymphatique et sanguine opérée en vue de la digestion, de l'hématose et de la nutrition, la rate, probablement par les corpuscules vasculaires dont les aigrettes rayonnées baignent dans le liquide splénique, n'imprimerait pas à ses produits, et au sang dans lequel ils sont versés, quelque autre qualité, subtile et exquise, dont l'influence, agissant sur le système nerveux et le cerveau, s'exprimerait avec plus d'énergie dans l'homme, chez lequel, comparé aux animaux, les facultés cérébrales sont plus étendues et plus variées?

En suivant ce que j'appellerai cette idée, car je ne puis attacher une dénomination plus précise à un aperçu encore aussi vague, je me suis souvenu de ces opinions traditionnelles sur l'influence de la rate, que les peuples et les générations se sont transmises d'âge en âge. Et pour ne citer que les deux plus anciennes, représentées par les deux hommes qui se sont faits pour nous les rapporteurs de toutes les idées du monde gréco-romain : c'est *Pline*, si souvent, l'interprète des préjugés populaires de son temps, faisant de la rate le siège du rire et de la gaîté; opinion qui s'est conservée en Italie, puisque Malpighi, seize siècles plus tard, y fait allusion en commençant son travail. C'est Galien, l'organe de la docte antiquité, attribuant à la rate la fonction de sécréter une prétendue bile noire (atrabile), dont l'action délétère et les influences romanesques, si elles n'ont pas beaucoup avancé la science, ont du moins servi d'excuse aux erreurs des médecins jusqu'à la fin du dix-septième siècle. Dans ces deux opinions, contemporaines à leur naissance, et parallèles dans leur cours à travers les siècles, qui ne voit une même fonction exprimée sous deux formes en apparence contradictoires? Dire que la rate sécrète une substance qui produit la gaîté ou qu'elle élimine un liquide dont la rétention produit la tristesse, n'est-ce pas en effet arriver à une même destination physiologique? Enfin la tradition et nombre de faits de la science se réunissent également pour corroborer cette double opinion : c'est le dicton vulgaire qui attribue au rire homérique l'effet de *désopiler* (désobstruer) la rate; ce sont les médecins de tous les temps, les anciens et les modernes, qui rapportent aux altérations de ce viscère la cause de vésanies nombreuses, de la tristesse, de l'hypochondrie; d'où le mot anglais si caractéristique de *spleen*, le nom grec de la rate elle-même (σπλήν), appliqué à un genre particulier de trouble intellectuel, par la nation chez laquelle cette funeste maladie se rencontre le plus fréquemment, mot pittoresque, dont l'énergique signification, pour exprimer la mélancolie suicide, est si généralement sentie, qu'il semble devoir aujourd'hui passer dans toutes les langues.

Telles sont les trois sortes de fonctions que je crois dévolues à la rate.

Toutefois, malgré tant de preuves positives ou analogiques que j'ai pris soin d'accumuler, je n'ignore pas que certains esprits, difficiles à convaincre, pourront encore être tentés de nier absolument, ou de récuser, comme fort hypothétique, toute sécrétion, ou, si l'on veut toute élaboration quelconque du sang artériel dans la rate. Loin de blâmer ces esprits exacts, je les approuve au contraire; mais leur dirais-je : n'y a-t-il pas beaucoup de fonctions dont vous admettez l'existence avec tout le monde, et qui pourtant sont loin d'êtreaussi bien prouvées que celles de la rate? Qui a vu les liquides sécrétés par tant de follicules divers; qui les a positivement isolés et analysés, et cependant qui doute que ces follicules sécrètent? Est-on sûr de connaître exactement les fonctions entières du foie, du rein et de quoi que ce soit? Aujourd'hui même, par les progrès incessans de la chimie organique et de l'anatomie microscopique, n'arrivons-nous pas à soupçonner, par le grand nombre et l'excessive variété des organules et des infiniment petits capillaires, l'existence de nombreux liquides et de circulations partielles encore inconnus? que si l'esprit s'effraie, en voyant que tout est à refaire, ne rejetons donc pas les données nouvelles que nous fournit une sévère et légitime induction.

Vaut-il mieux, comme Assolant, après un travail opiniâtre, renoncer au bénéfice de son œuvre et s'abandonner au découragement? Dégoûté de l'insuffisance de ses recherches sur l'anatomie de la rate, et de l'inexplicable résultat de ses nombreuses expériences, cet auteur s'écrie en terminant son livre : « Quel est donc ce singulier viscère dont l'existence, inutile en apparence, et pourtant source d'une foule de maux, semble accuser à-la-fois le plan et la bonté du créateur? » Cette mélancolique exclamation du savant consciencieux, de l'homme de cœur désappointé, est singulièrement triste et touchante; mais la valeur négative des faits est-elle si certaine et tellement irrécusable que l'on ne puisse en tirer aucune autre conclusion?

Sans doute, après des exemples si nombreux de l'apparente innocuité de l'extirpation de la rate, le doute sur l'utilité de ce viscère dans l'organisme semble justifié. Pourtant si l'on réfléchit sur le volume considérable de la rate avec sa forte artère, son énorme veine, ses nerfs si nombreux, ses amas de lymphatiques et toute sa texture si compliquée; si l'on considère de combien de maladies, aussi variées que nombreuses, ce viscère est affecté; il répugne trop vivement à notre sens intime et au respect que nous imposent les œuvres de la sagesse divine, pour croire qu'un organe si volumineux et si complexe puisse être sans utilité dans l'organisme et n'y exister que comme un parasite et une source inutile de maux. On a enlevé la rate à des animaux et ils n'en sont pas morts? Eh bien! c'est apparemment que la fonction de la rate n'a pas un rapport très prochain avec la vie. Aucune fonction n'a paru troublée? Mais en est-on bien sûr, a-t-on bien observé, et surtout a-t-on suivi assez long-temps les sujets des observations? Quel homme de science, sur une preuve semblable, et je dirais même, quel homme sensé, sur une preuve quelconque, serait assez hardi de prononcer qu'un viscère ne sert à rien? Puisqu'il y a ici une erreur, il n'est pas seulement plus religieux, il est aussi plus raisonnable de penser qu'elle provient des observateurs et non de la nature. Que l'on ne se lasse donc pas de chercher et de varier les faits, et l'on trouvera par où les premières observations ont fait défaut.

Pour que les résultats sur l'extirpation de la rate fussent concluans, il faudrait dérater un certain nombre de jeunes animaux d'ordre différent, et voir à quelle époque et comment ils mourraient. Qui oserait affirmer que ce pût être de vieillesse?

Et puis, sans sortir des viscères, n'y a-t-il pas d'autres exemples analogues, où, sans que l'organe soit précisément extirpé, la fonction du moins est fort restreinte ou même annihilée? On a vu des anus accidentels à divers points du tube intestinal et même jusqu'à l'estomac. Dans ceux de l'intestin, où le bout supérieur s'abouchait sur la paroi abdominale, toute la portion située au-dessous ne servait plus à rien, et cependant les sujets ont continué de vivre, et même de vivre en santé. S'ensuit-il pour cela que toute cette portion située au-dessous soit sans usages? et si on ne connaissait pas ces usages ne serait-on pas en droit de nier l'utilité du canal intestinal comme on nie celle de la rate? Or, l'utilité du canal intestinal n'est pas niable; on s'en passe pourtant jusqu'à un certain point. Pourquoi n'en serait-il pas de même de la rate?

Veut-on des exemples d'une autre nature, choisis parmi les organes dont l'importance est la mieux avérée? Ne voit-on pas tous les jours des phthisiques qui vivent depuis long-temps avec quelques fragmens de poumons? Ne trouve-t-on pas sur les cadavres de personnes qui, parfois même, ont succombé accidentellement à toute autre affection, des cœurs si complétement graisseux qu'à peine si l'on comprend que l'organe pût être encore contractile? Des estomacs si complétement envahis par un cancer, que la chymification devait être nulle ou très imparfaite? Des reins calculeux et réduits par la destruction de leur tissu à des poches membraneuses; des foies entièrement tuberculeux ou remplis d'hydatides; ces organes enfin si profondément altérés que, depuis long-temps, la sécrétion urinaire ou biliaire a dû être à-peu-près supprimée? Pourtant, dans ces cas, les malades ont poursuivi leur carrière pendant les années où ces désordres s'opéraient et lorsqu'ils étaient déjà très avancés.

Mais voici qui est encore plus extraordinaire.

D'après des observations rapportées par M. Ollivier (d'Angers) des malades ont vécu des années avec des altérations très profondes, et même, assure-t-on, avec des interruptions de substance de la moelle épinière. D'un autre côté, M. Flourens a enlevé isolément, soit les deux hémisphères cérébraux, soit le cervelet à des animaux de classes différentes, mammifères, oiseaux et reptiles. Ces animaux ont perdu sans retour les facultés dépendantes de l'organe dont on les avait privés; mais, ce qui a droit de surprendre, ils ne sont pas morts par le seul fait d'une mutilation, si grave sous d'autres rapports. Tous, au contraire, ont continué de vivre un temps considérable, et même les plus étranges, ceux privés de cerveau, tout le temps qu'il a plu au profond et habile physiologiste, pourvu qu'il suppléât aux actes de conservation, dont n'avaient plus la conscience ces pauvres êtres que l'aventureuse curiosité du génie investigateur de la science avait transformés en intermédiaires bizarres du végétal à l'animal. Une poule entre autres, après l'ablation des hémisphères cérébraux, a vécu dix mois de cette existence végétative, dans le meilleur état de vigueur et d'embonpoint, et finalement n'est morte que d'inanition, parce que, au bout d'un temps si long, l'expérimentateur, contraint de s'absenter, n'a pu continuer à lui donner les soins journaliers qu'exigeait la perte de ses instincts, pour lui faire avaler, en quelque sorte automatiquement, des alimens et des boissons (1).

De ces expériences si remarquables de M. Flourens, répétées avec les mêmes résultats par MM. Magendie et Malcorps de Louvain, il résulte que le cerveau et le cervelet n'ont qu'une influence secondaire sur la vie d'ensemble. En poursuivant les recherches dans cette direction, il serait curieux de savoir expérimentalement combien de temps un animal peut vivre après l'extirpation des différens viscères. Peut-être trouverait-on que, à des degrés différens, la plupart n'exercent qu'une action éloignée sur l'organisme.

En y regardant bien, on ne voit, parmi les fonctions, d'indispensables, dans tous les instans, à l'entretien de la vie, que la circulation d'abord, puis la respiration. Par

(1) FLOURENS. — *Recherches expérimentales sur les propriétés et les fonctions du système nerveux dans les animaux vertébrés*, p. 87-92, in-8°, Paris, 1842.

Ces résultats de vivisection et tant d'autres, en grand nombre dans l'ouvrage que je viens de citer, sont, à mon avis, les plus extraordinaires qu'ait produits la physiologie expérimentale, et font naître les réflexions les plus inattendues.

Jusqu'à ce jour la chimie, en soumettant les corps bruts à une foule de conditions différentes de celles au milieu desquelles ils ont pu se rencontrer dans l'équilibre actuel de notre planète, a pu obtenir un grand nombre de composés inorganiques qui n'existent pas dans la nature.

Mais c'est un résultat bien plus singulier, bien autrement extraordinaire, que de présenter des *êtres vivans impossibles dans la nature*. Des animaux qui n'en sont plus, privés qu'ils sont par l'ablation des centres nerveux de relation, de la conscience d'eux-mêmes, de leurs sens, de leurs instincts et des moyens d'y satisfaire. Des êtres vivans sans nom, réduits à l'état de végétal dans un corps animal et, par conséquent, incapables de vivre complétement par eux-mêmes, et sans secours étrangers, de l'une ou de l'autre vie. Que leur faudrait-il en effet pour que la vie végétale s'accomplît dans un organisme animal? Un appareil essentiel, mais impossible, qui apportât l'aliment tout prêt dans le pharynx. L'expérimentateur tient lieu du sol et des racines qui manquent. Cette condition obtenue, le système nerveux viscéral agit pour tout le reste. N'y a-t-il pas là comme une présomption de l'existence, dans le végétal, d'un appareil organique analogue, quoique très inférieur au système nerveux ganglionnaire de l'animal?

conséquent, il n'y a que le cœur, avec les poumons et les centres nerveux qui président à leurs mouvemens, dont la soustraction doive entraîner immédiatement la mort par le seul fait de la suppression de fonction. Tout le reste ne doit la causer qu'à des époques variables pour chaque organe, suivant son importance. La rate même n'est pas le dernier, probablement le gros intestin, la vessie et, en général, les réservoirs sont, au fond, moins essentiels : ils ont une fonction pourtant.

C'est qu'en réalité il y a bien des manières de vivre, depuis la parfaite santé dépendant d'une harmonie et d'une intégrité fonctionnelles qui ne sont jamais absolument complètes, jusqu'à l'agonie. Il en est de même au moral. On vit dans des états bien différens de prospérité ou d'adversité, de santé ou de maladie; seulement on vit bien ou mal, gai ou triste, allègre ou souffrant; tel fleurit, tel languit. La comparaison même n'en est pas une, et se transforme en identité si l'on se rappelle que, dans l'homme, l'état moral et l'état physique des viscères sont si fréquemment cause ou effet l'un de l'autre. A notre insu, dans ce jeu de l'organisme où tout est distinct et isolé, mais où tout est relié à l'ensemble et solidaire, un ou plusieurs organes suppléent plus ou moins imparfaitement à celui qui est compromis : la peau au poumon; le canal intestinal au rein et, en général, les surfaces tégumentaires les unes aux autres, et aux divers organes en souffrance, et cela, d'une manière parfois appréciable dans les maladies, le plus souvent inaperçue, mais dans tous les cas, par un mécanisme et à un degré qui nous sont inconnus.

Ainsi donc, et s'il m'est permis d'emprunter une image vulgaire, mais énergique, tous nous sommes *dératés* : en d'autres termes, il ne manque pas d'individus en quelque sorte *dépulmonés*, *déjécorés*, *destomaqués*. Tous nous avons, à divers degrés, une fonction ou un organe en souffrance. Rien ne répugne à croire que beaucoup vivent long-temps encore après l'extinction plus ou moins complète d'une fonction, au moins de la part de l'organe qui en est spécialement chargé. Le fait de la rate n'a donc de neuf et de singulier que l'extirpation du viscère ou la privation instantanée de la fonction, sauf les conséquences qui, par l'effet d'une surprise irréfléchie, me semblent avoir été trop légèrement appréciées.

Je finis cette digression que l'on aura peut-être trouvée un peu longue. Mais, en essayant, avec l'appui des travaux les plus modernes, d'établir une opinion positive sur les fonctions de la rate, dans l'absence de preuves physiologiques concluantes, j'ai cru du moins devoir y suppléer par l'exemple des analogies, montrer que les argumens contraires ne sont pas irrécusables, et surtout m'efforcer de détruire l'influence fâcheuse du découragement que, bien malgré lui, l'estimable et laborieux Assolant a légué aux anatomo-physiologistes. Telle est la torpeur insouciante qui règne à ce sujet, aujourd'hui, dans les écoles, qu'il semble, en lisant les ouvrages les plus modernes, que la science ait renoncé pour jamais à trouver à la rate une destination physiologique, et que ce soit faire acte de courage ou plutôt d'aveugle témérité que d'oser revenir sur le jugement à-peu-près accepté, quoique si peu raisonnable, de la prétendue inutilité de ce viscère.

CONCLUSIONS ANATOMICO-PHYSIOLOGIQUES.

Je me résume donc et je dis : D'après la structure anatomique de la rate et l'aspect microscopique du liquide contenu dans ses vésicules, on peut établir, sur les fonctions de ce viscère, les propositions suivantes qui, sans préciser positivement, et dans un sens absolu, les fonctions, de la rate, mettent néanmoins sur la voie de cette détermination, et marquent le but auquel doit atteindre, mais que ne doit pas franchir, un travail d'anatomie microscopique, c'est-à-dire le point de transition intermédiaire de l'anatomie à la physiologie.

1° La rate me paraît être un organe d'élaboration sanguine, fractionné en deux parties.

A. Un *appareil sécrétoire vésiculaire*, opérant directement sur le sang artériel, mais dont le produit est repris en partie par les lymphatiques et en partie par les veines.

B. Un *appareil lymphatique*, travaillant, d'une part, sur le sang qui lui est fourni par les nombreuses artérioles glandulaires; d'autre part, sur les résidus liquides de l'élaboration de l'appareil vésiculaire, qui lui sont apportés par les lymphatiques.

2° Ces deux appareils ne semblent liés anatomiquement et juxtaposés, organule à organule, que dans le but d'exercer des fonctions communes, les résidus veineux des deux appareils se rendant également dans le foie, tandis que le seul résidu des glandes lymphatiques est transporté dans l'appareil du même nom.

3° Comme résumé synthétique des propositions précédentes, les deux portions dans lesquelles se partage le liquide vésiculaire splénique sembleraient l'une et l'autre avoir pour destination finale de servir à l'hématose. L'une, absorbée par les lymphaticules et travaillée de nouveau par les glandules spléniques, irait se confondre avec les produits hétérogènes de l'appareil lymphatico-chylifère, pour être versés en commun dans le sang veineux de la circulation générale, à cette extrémité de l'arbre veineux où les divers liquides sanguins et lymphatiques, si différens entre eux, circulent sous le nom générique de *sang noir*, et n'ont plus qu'à se mélanger dans le cœur droit pour se transformer, dans les poumons, en *sang rouge* homogène, sous l'influence de la respiration.

L'autre portion du liquide splénique, absorbée par les veines, ne serait que préparatoire à une ou plusieurs autres élaborations qui auraient leur siège dans le foie, où le sang veineux splénique est porté avec celui des organes digestifs.

4° Quant à la détermination spéciale du genre d'élaboration opéré par les organules spléniques :

(a) Modification des élémens organiques du sang, ou formation directe de ses globules; (b) fixation dans ce liquide d'un principe excitateur des centres nerveux; (c) comme dernier résultat, élaboration d'un sang veineux préparatoire aux fonctions du foie, mais seulement au même titre que celui des autres organes de l'abdomen : telles sont, d'après les faits de diverse nature consignés dans ce mémoire, les trois fonctions qui me semblent devoir être attribuées à la rate.

5° L'analogie de texture et de fonctions entre la rate et les glandes lymphatiques ne donne pas la preuve évidente, mais fait naître le soupçon légitime que ces deux genres d'organes puissent, jusqu'à un certain point, se suppléer; ce qui expliquerait l'apparente innocuité de l'extirpation de la rate.

Si ces indications de fonctions ne donnent encore que des aperçus probables; si elles ne font que tracer la filiation des actes organiques, sans en déterminer irrévocablement la nature; du moins la question de la rate, comme organe sécréteur opérant en vue de l'élaboration sanguine, me paraît-elle jugée quant à l'anatomie. C'est à la chimie par ses analyses, mais surtout à la physiologie par ses expériences positives, et à la pathologie par ses preuves négatives, à corroborer ou à infirmer l'assertion tirée de l'anatomie. Ce n'est pas trop du concours de ces trois sciences, auxiliaires obligées les unes des autres, pour nous dire avec certitude le rôle que joue le liquide splénique dans l'organisme.

Toutefois, de cet ensemble d'efforts et de témoignages, en supposant même que les résultats en fussent certains et convaincans, il ne pourrait encore ressortir que des notions partielles, bien restreintes et confuses, relativement au grand acte général de l'hématose.

La tâche de l'anatomie n'est donc que commencée par un point arbitraire du cercle que représente l'organisme. La structure intime de la rate réclame celle des glandes lymphatiques et du foie, que déjà, par extension et analogie, en ne faisant que suivre les produits spléniques, on peut considérer aussi comme des organes d'hématose. Ces nouvelles notions anatomiques, élucidées par le secours des sciences auxiliaires, exigeront, à leur tour, des recherches sur d'autres organes, et successivement ainsi, de proche en proche, jusqu'à ce que, le cercle de l'organisme étant épuisé, toutes les notions partielles puissent se grouper et se généraliser en un ensemble.

Quel est donc le dernier mot de tout ce travail? Que l'on ne sait presque rien encore et que tout est à faire en anatomie physiologique, la partie de la science pourtant qui domine tout le reste. Pourquoi faut-il que ce soit là, si souvent, le résultat le plus net des travaux consciencieusement faits?

FIN.

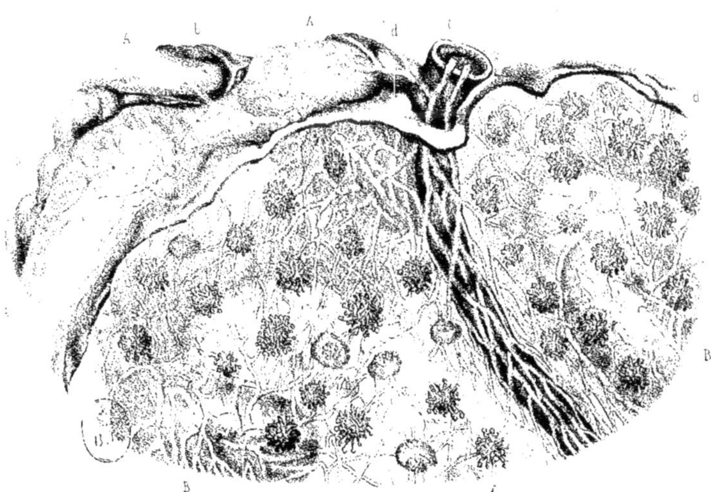

Fig. 1

Fig. 2

Fig. 3

[illegible]
par Alexandre [illegible]

Lith. Lemercier Bénard et Cie

Décalqué à la Chambre claire
et dirigé par J.M. Bourg[illegible]

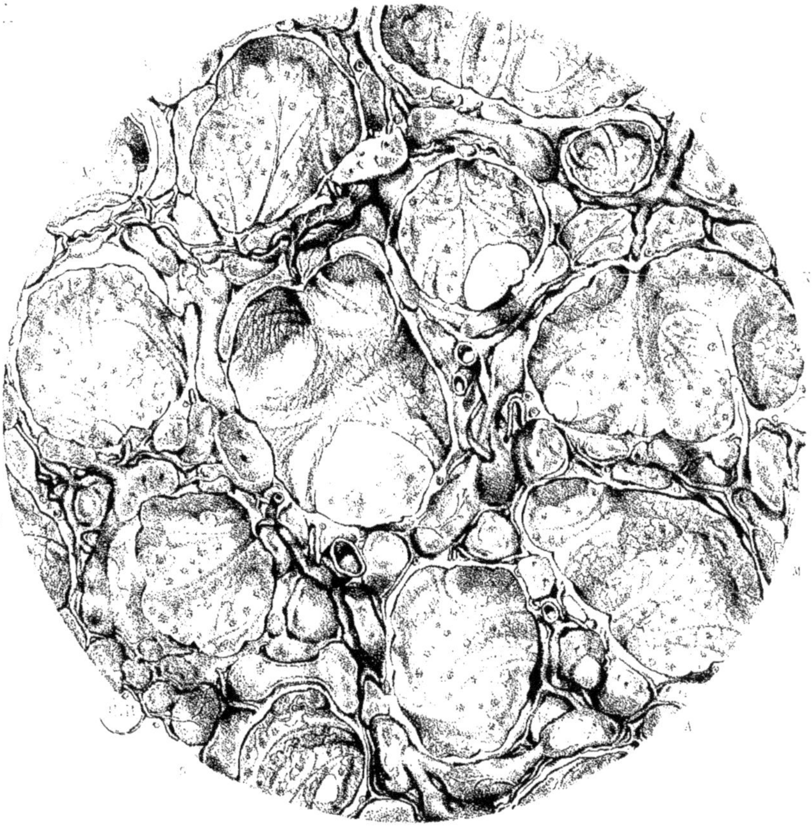

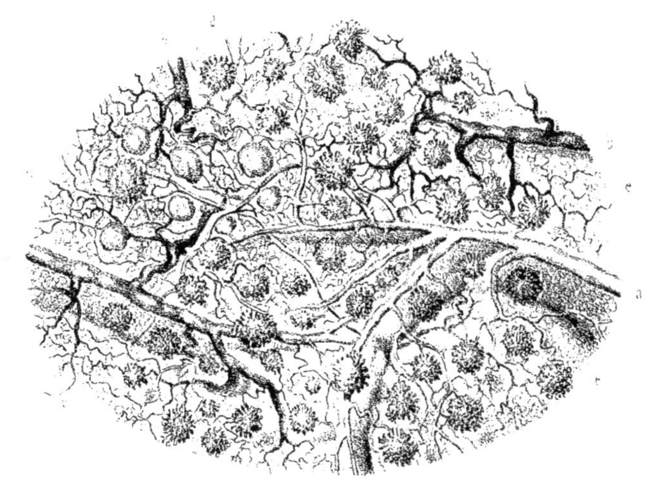

Fig. 2

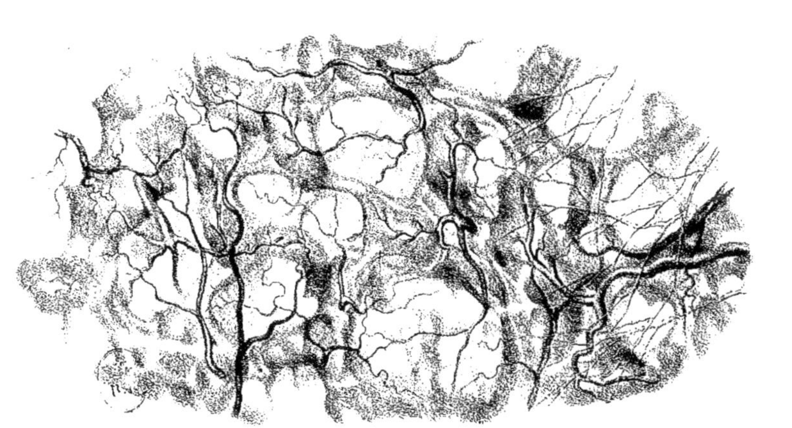

Fig. 3

Fig. 3.

...ue sous le Microscope
...exandre Leroux

Imp. Lemercier Benard et Ce

Décalqué à la Chambre claire
et dirigé par J. M. Bourgery

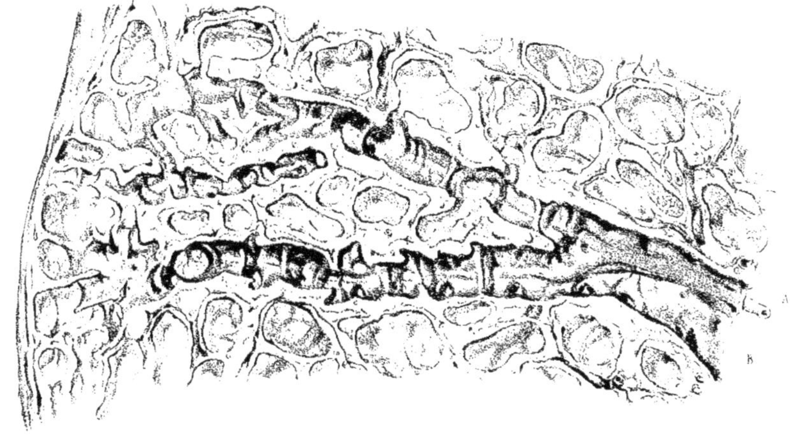

I
D
M
A
E
K
B
Fig 2

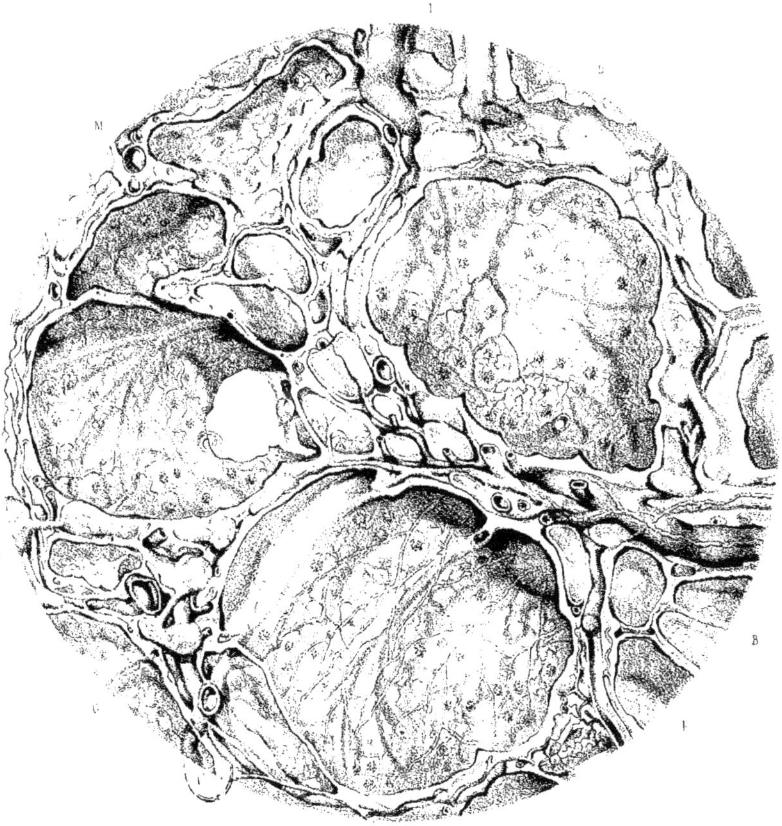

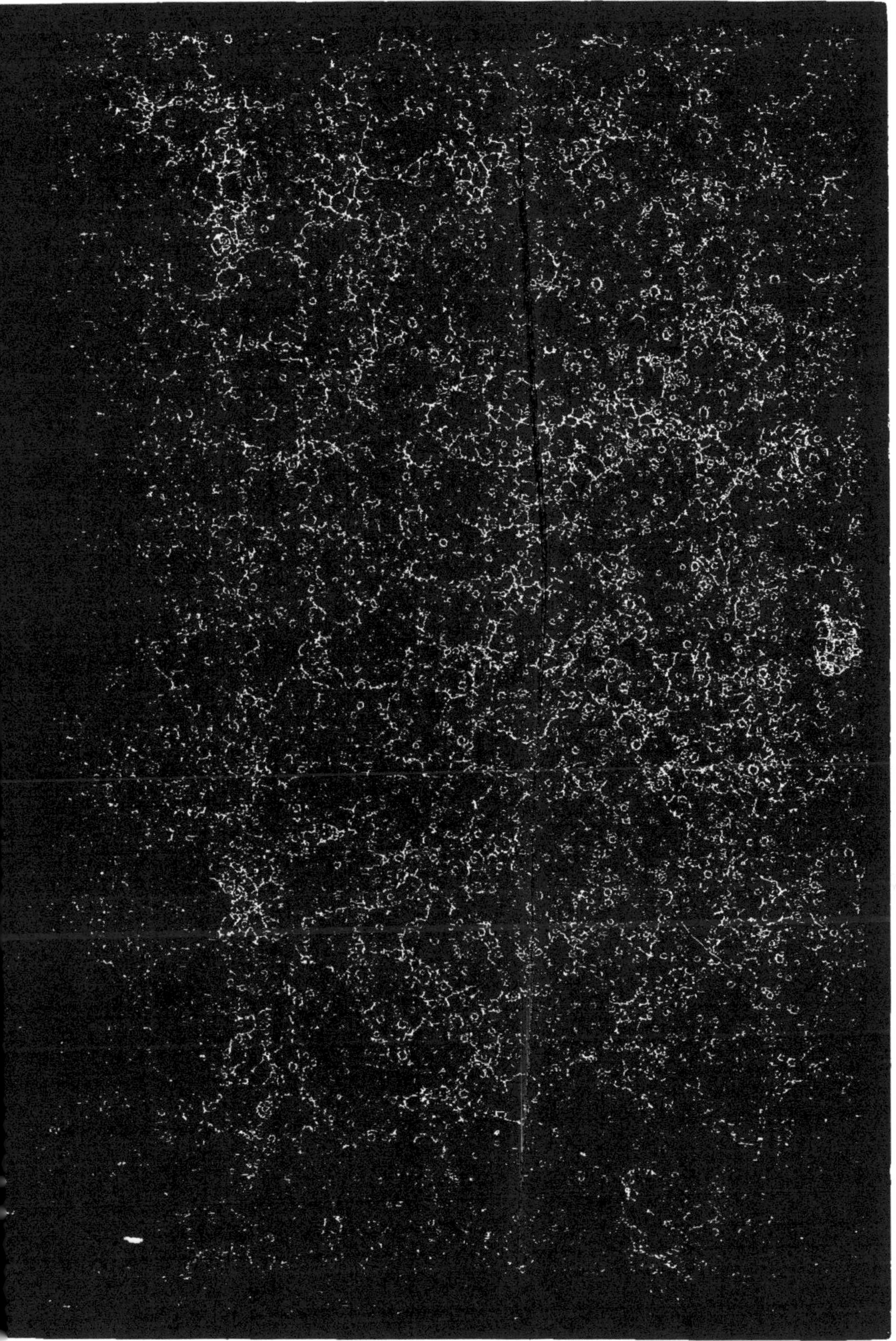

www.ingramcontent.com/pod-product-compliance
Ingram Content Group UK Ltd.
Pitfield, Milton Keynes, MK11 3LW, UK
UKHW020339250726
13967UKWH00005B/2013